神经症状定位鉴别诊断学

主　审　李春岩（院士）

主　编　张化彪　韩新巍

副主编　王福斌　张本骏

编　委　宋学勤　朱红灿　陈文武

　　　　赵　敏　陈立杰　刘　宇

　　　　宋景贵　马　骥

U0128572

河南科学技术出版社

·郑州·

前言

随着信息时代的来临，医学信息获取途径的多样性使医生更加容易和时代同步，快速而便捷地掌握新的知识，进而服务患者。这是信息化带给全人类的福祉。神经科学和神经病学的飞速发展也得益于这个时代。

然而，由于诊断和治疗的独特性，神经病学不同于其他临床学科。具体表现为：神经病学的诊断包括定位、定性、定因（如果定性为血管性，还包括了责任血管和病理生理机制，其中责任血管又包括主要责任血管和次要责任血管）；其治疗是在明确诊断的前提下，以对因、对性和对症治疗为基础，以改变疾病的病理生理为目的。因此诊断对于神经病学来说，尤为重要。

本书以症状为"纲"，以该症状相关的不同定位为"目"，从而使具有相同症状的不同疾病的定位鉴别诊断条理清晰。本书有两个特点：第一，以图解来辅助读者对定位的理解，简单易懂；第二，从症状入手，和临床息息相关，实用性强。众所周知，神经病学书籍浩如烟海，读一本厚厚的书需要极大的耐心和耗费大量的时间。本书内容精练，"纲"举"目"张，深入浅出，适用于全科医生、神经科规培医生、住院医生及主治医生等。神经病学的学习没有捷径，如果说有的话，本书是掌握神经病学的捷径之一。

韩新巍教授是中原学者、国家"863"研究计划首席科学家，在我省乃至我国最早开展了神经介入，他发明的"韩氏支架"是世界上第一个以中国人名字命名的支架。韩新巍教授尤其擅长神经血管病学的诊断和治疗，在中原地区，他把医生这个职业做到了极致。在本书的完成过程中，他对每一个字、每一个英文单词、每一句话的准确性，每一段落的目的性，每一定位的精准性，都做到了一丝不苟，反复推敲，付出了巨大的心血。感谢韩新巍教授的鼓励和支持，使我不断前进。毫无疑问，没有他的指导和关怀，绝不会有本书的问世。

自 2016 年我在"国家远程医疗中心"开展远程医疗教育以来，王福斌医生一直关注我的讲课，并且参加了我在郑州大学第一附属医院举办的"第一届中原神经定位诊断和脑血管介入高级学习班"的全部六期授课学习。王福斌医生和其他学员一样都认为这一系列课程非常具有建设性，很有必要整理出来，使更多的医生和患者受益。为此，他专程到郑州大学第一附属医院进修学习，协助我完成了本书的编写。王福斌医生时常让我感动，尤其是每次看到他专注地整理资料和辛勤工作的情景时。

感谢家人对我的大力支持和同事们的鼎力相助。

由于本人知识水平有限，本书可能存在不足之处，敬请各位读者和同仁指正，这样会使未来的第 2 版更加完美。

最后，我所期待的是，如果读者能够从这本书上哪怕只学到一个知识点，弄懂一个症状的定位诊断，对临床有所裨益，就足可慰藉我写这本书的初衷和我在美国十年寒窗的日日夜夜。

张化彪

2019 年 4 月 19 日

目录

总论 ··· 1

分论 ··· 5

1 复视 ·· 6

2 视物模糊 ····································· 15

3 凝视麻痹 ····································· 25

4 肢体无力 ····································· 31

5 肢体麻木 ····································· 47

6 肢体疼痛 ····································· 55

7 肌肉萎缩 ····································· 65

8 二便障碍 ····································· 74

9 失语与构音障碍 ····························· 79

10 面瘫 ·· 87

11 头 / 面痛 ······97

12 眩晕 ······ 111

13 共济失调 ······ 120

14 锥体外系（舞蹈症、偏身投掷、震颤） ······ 129

15 痫性发作 ······ 139

16 间歇性跛行 ······ 146

17 跌倒发作 ······ 153

18 晕厥 ······ 160

19 昏迷 ······ 166

20 精神障碍 ······ 181

21 痴呆 ······ 186

22 遗忘 ······ 194

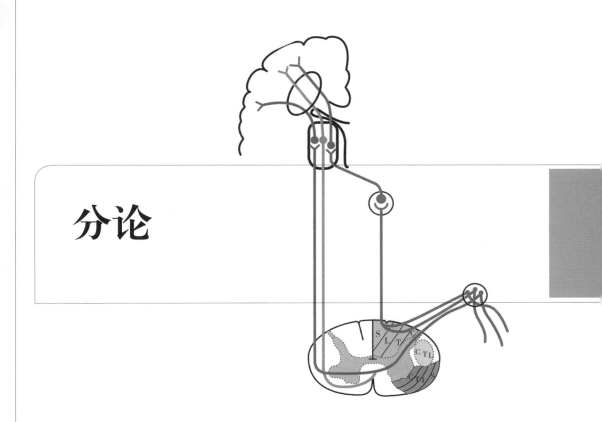

分论

1 复视

复视（diplopia）是一个看似简单但非常复杂的神经眼科学症状，国内外论述书籍众多，鲜有真正理解并阐述清楚的。造成本症状难以掌握、难以真正理解的根本原因是涉及的知识结构复杂、知识点多以及相互的解剖关联细微。本人在圣路易斯华盛顿大学（The Washington University in St. Louis，Wash U）和南加州大学（The University of Southern California，USC）工作期间，为了真正弄懂和掌握这个症状，学习了20余本相关图书，工作之余在图书馆查阅资料，并求教于Wash U 和USC神经病学系多位教授，反复揣摩，结合临床实践，偶有心得。本部分内容是我学习感悟和工作经验的集成，希望能给读者提供一些帮助。

一、定义

复视是指单眼视物清晰、视力正常，但双眼同时视物不清、模糊，视物成双或重影。复视的定位诊断由内至外涉及：①协调双眼同时运动的内侧纵束；②支配眼外肌运动的相关脑神经（分为颅内段和颅外段）；③支配眼球运动的眼外肌和神经肌肉接头。

二、定位提纲

（一）内侧纵束

内侧纵束（medial longitudinal fasciculus，MLF）起自中脑，大部分止于颈髓，为一成对的、由上到下的、虚拟的解剖学结构。内侧纵束是为了更好地理解眼球的协调运动功能和临床的病理生理状态而假想的，人体并不存在该结构。内侧纵束在皮质和脑桥侧视中枢的共同作用下，使双眼同时朝向内、外两侧运动，参与双眼侧视机制（图1）。

内侧纵束受累有经典的核间性眼肌麻痹、前核间性眼肌麻痹、后核间性眼肌麻痹、一个半综合征（one and half syndrome）4种表现（详见下文）。

1. 颅内段（由内向外）

（1）脑干段：Ⅲ、Ⅳ、Ⅵ对脑神经核团。

（2）岩骨段：Ⅲ、Ⅳ、Ⅵ对脑神经从出脑干到进入颅底前的颞骨岩段。

2. 颅外段（由内向外）

（1）海绵窦段：外侧由前向后分布有Ⅲ、Ⅳ、V1对脑神经，后内侧有Ⅵ对脑神经。

（2）眶上裂段：Ⅲ、Ⅳ、V1、Ⅵ对脑神经。

（3）球后段：Ⅲ、Ⅳ、V1、Ⅵ对脑神经。

（4）眶尖段：除Ⅲ、Ⅳ、V1、Ⅵ对脑神经，还累及视神经（Ⅱ对脑神经）。

（5）球周段：Ⅲ、Ⅳ、V1、Ⅵ对脑神经中的一个或多个（其他参考书可能未提及，这是作者的临床经验）。

3. 整体单个/多个脑神经受累　详见下文。

（三）眼外肌和神经肌肉接头

单纯眼外肌受累多见于进行性肌营养不良和强直性肌病，也可见于球周炎症，累及一条或多条眼外肌；神经肌肉接头病多见于重症肌无力或肌无力综合征。

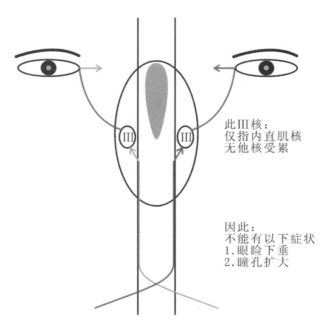

此Ⅲ核：
仅指内直肌核
无他核受累

因此：
不能有以下症状
1. 眼睑下垂
2. 瞳孔扩大

图4　内侧纵束病变不累及瞳孔和上睑提肌的机制。内侧纵束仅仅支配动眼神经的内直肌核团，而不支配其他核团，如动眼神经副核（E-W核）等，因此不会影响瞳孔变化等，这是一个非常重要的解剖知识点，对定位诊断的鉴别非常有意义。因此，如出现瞳孔改变或眼肌下垂等，应考虑其他病变，而不是内侧纵束受累

三、定位的鉴别诊断

（一）内侧纵束

复视同时伴有眼震，定位在内侧纵束。内侧纵束是协调双眼水平同向运动的功能解剖结构，每侧内侧纵束均与一侧PPRF、展神经核和对侧动眼神经内直肌核团相连，从而协调双眼水平同向运动。内侧纵束受累仅累及内直肌核团，不累及动眼神经的其他核团，其机制如图4所示。

内侧纵束受累有以下4种表现，如图5所示。

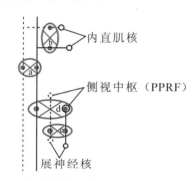

A. 内侧纵束矢状位

a.经典的核间性眼肌麻痹   c.后核间性眼肌麻痹（斗鸡眼）

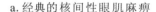

b.前核间性眼肌麻痹（分离眼） d.一个半综合征

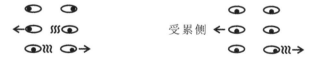

B. 核间性眼肌麻痹征

图5　内侧纵束矢状位及不同的核间性眼肌麻痹征示意。a.经典的核间性眼肌麻痹：累及双侧内侧纵束；b.前核间性眼肌麻痹：累及双侧内侧纵束与动眼神经内直肌核之间的神经纤维；c.后核间性眼肌麻痹：累及双侧PPRF与展神经核之间的神经纤维；d.一个半综合征：一侧PPRF和同侧内侧纵束同时受累

1.经典的核间性眼肌麻痹

（1）定位：双侧内侧纵束同时受累。

（2）基于症状鉴别的特殊性眼征：①前视时眼位正常，双眼位于中央；②双眼侧视时，都可以外展，而不能内收，同时外展侧有眼震；③单眼的各向活动正常（遮住另一个眼球）；④双眼的辐辏运动正常；⑤没有眼睑下垂和瞳孔扩大。

2. 前核间性眼肌麻痹

（1）定位：双侧内侧纵束与动眼神经内直肌核之间的神经纤维受累（也可单侧受累，少见）。

（2）基于症状鉴别的特殊性眼征：①双眼前视时，处于外展位，呈"分离眼"；②一侧凝视时，对侧眼球回到中央，伴眼震。

3. 后核间性眼肌麻痹

（1）定位：双侧PPRF与展神经核之间的神经纤维受累（也可单侧受累，少见）。

（2）基于症状鉴别的特殊性眼征：①双眼前视时，处于内收位，呈"斗鸡眼"；②一侧凝视时，同侧眼球回到中央，伴眼震。

4. 一个半综合征

（1）定位：一侧PPRF和同侧内侧纵束同时受累。一侧PPRF受累，双眼向同侧凝视麻痹；同侧内侧纵束受累，同侧眼球不能内收。

（2）基于症状鉴别的特殊性眼征：①前视时眼位正常，双眼位于中央；②双眼向受累侧凝视麻痹，向对侧凝视时，对侧眼球可以外展，伴眼震。

目前公认的"一个半综合征"有两种说法：①一种说法，"一"是指一侧的PPRF，"半"是指同侧的内侧纵束；②另一种说法，"一"是指受累侧的眼球完全麻痹，"半"是指对侧的内收麻痹，仅保留外展功能。尽管说法不同，但两者叙述的实际上是同一个事件的内在和外在的两种不同表现。

内侧纵束病变最常见的病因：①炎症（主要为多发性硬化），特别是青年患者；②脑血管病，多见于中老年患者；③肿瘤（较少见）。

（二）脑神经

Ⅲ、Ⅳ、Ⅵ对脑神经核团及其发出的脑神经分为颅内段和颅外段：

1. 颅内段（由内向外） 累及脑干的脑神经核团和发出的脑神经到颞骨岩段两部分。

（1）脑干段：Ⅲ、Ⅳ、Ⅵ对脑神经核团单独或多个同时受累。

1）多见于：①神经核免疫性炎症，如GQ1b、GM抗体相关性炎症等；②脑血管病；③代谢病，如韦尼克脑病（Wernicke encephalopathy）。

2）少见于：①变性病，如进行性核上性麻痹（progressive supranuclear palsy, PSP）；②肿瘤。

（2）岩骨段：Ⅲ、Ⅳ、Ⅵ对脑神经从出脑干到进入颅底前的颞骨岩段，以Ⅲ对脑神经（动眼神经）受累为主。动眼神经发自脚间窝，在大脑后动脉和小脑上动脉之间离开脑干，且动眼神经在后交通动脉的外侧与其伴行很长一段，两者的关系非常接近。因此Ⅲ对脑神经受累多见于后交通动脉和（或）大脑后动脉的动脉瘤；也可见于肿瘤，包括脑膜瘤的局部压迫。

2. 颅外段（由内向外） 经海绵窦段进入颅底的眶上裂，到眶尖，分为5段。

（1）海绵窦段：外侧由前向后分布有Ⅲ、Ⅳ、Ⅴ1、Ⅴ2对脑神经，后内侧有Ⅵ对脑神经。除患侧眼球固定外，还可见患侧额部、上面部浅感觉减退。病因包括：

1）颈内动脉海绵窦段动静脉瘘：患侧结膜充血、水肿；眼球突出，并随脉搏搏动，听诊有枪击音；如瘘口较小，需要B超确诊；最终通过岩间窦累及对侧海绵窦。

2）海绵窦炎症性血栓形成：多由"危险三角"的感染随眶上、下静脉逆流入海绵窦，形成血栓。常伴有患侧结膜充血、水肿，眼球突出、固定，以及发热等。较快累及对侧。

3）少见情况下，颈内动脉海绵窦段的动脉瘤也可累及通过海绵窦段的Ⅲ、Ⅳ、Ⅴ1和Ⅵ对脑神经，从而引起复视。

（2）眶上裂段：Ⅲ、Ⅳ、Ⅴ1和Ⅵ对脑神经受累。特异性的症状包括：①因展神经颅底行程较长，最早受累；②无结膜充血、水肿。常见于颅底感染，如结核性脑膜炎、霉菌性脑膜炎等；也可见于低颅压综合征、颅内压增高、颅底肿瘤、骨折等。

（3）球后段：Ⅲ、Ⅳ、Ⅴ1、Ⅵ对脑神经受累，特异性症状包括：①眼球后疼痛；②严重时可影响静脉回流，导致结膜水肿和充血。常见于球后非特异性炎性肉芽肿，即托洛萨–亨特综合征（Tolosa-Hunt syndrome，又称痛性眼肌麻痹）。

（4）眶尖段：除Ⅲ、Ⅳ、Ⅴ1、Ⅵ对脑神经受累外，特异性累及Ⅱ对脑神经（视神经）。由于累及视神经，患侧的视力减弱，此为常见的特异性症状。常见于占位（肿瘤、炎性假瘤、海绵状血管瘤等）和感染（细菌、真菌）。

（5）球周段：多见于Ⅲ、Ⅳ、Ⅴ1、Ⅵ对脑神经单独或多个同时受累，常见于球周炎症、肿瘤、手术后的应激反应等。

3. 整体单个/多个脑神经受累　是指没有明显的颅内段和颅外段特征的、单个或多个支配眼球运动的脑神经受累。常见的有：①糖尿病周围神经病累及单纯的动眼神经麻痹，特征性症状为瞳孔回避（受累侧瞳孔扩大不能超过正常侧1 mm，表示糖尿病周围神经病累及动眼神经，一般不累及支配瞳孔括约肌的神经）；②非特异免疫性炎症，包括抗GQ1b抗体综合征、Bickerstaff脑干脑炎、米勒-费雪综合征（Miller-Fisher syndrome）、伴有眼外肌麻痹的吉兰-巴雷综合征、急性眼外肌麻痹。

（三）眼外肌和神经肌肉接头

复视一般不累及眼内肌。眼外肌包括上直肌、下直肌、上斜肌、下斜肌、内直肌、外展肌和上睑提肌。常见的肌肉疾病有4种，而神经肌肉接头病主要指重症肌无力及其综合征。

1. 肌肉疾病

（1）进行性肌营养不良：见于眼肌型肌营养不良和眼咽型肌营养不良。前者特征性症状：优先或主要累及眼外肌（以对称性上睑下垂和眼球运动障碍为首发症状）；后者特征性症状：同眼肌型，但伴有吞咽困难（详见"肌肉萎缩"）。

（2）强直性肌病：强直性肌营养不良和先天性肌强直均可出现复视。前者特征性症状：伴有身体其他部位肌强直、肌无力和肌肉萎缩等；后者特征性症状：与前者相比，无肌肉萎缩，表现为肌肥大，无肌无力，肌力基本正常。

眼咽型肌营养不良、眼肌型肌营养不良、强直性肌营养不良和先天性肌强直均为常染色体显性遗传疾病，有家族史。

（3）球周病变：主要是累及球周肌肉的炎症或肿瘤压迫等。

（4）甲状腺眼病：常见于甲状腺功能亢进症。特征性症状：先出现突眼，继而出现复视（突眼为特征性改变）。

此外，线粒体脑肌病中的慢性进行性眼外肌麻痹（chronic progressive external ophthalmoplegia, CPEO）概因双眼眼外肌同时发生对称性受累，复视在临床上极为少见。

2. 神经肌肉接头病

（1）重症肌无力（myasthenia gravis, MG）：复视为MG早期常见临床表现。特征性症状：①呈"跷跷板"样发病（双眼交替受累、双眼瞳孔非水平位）；②不伴瞳孔改变（神经肌肉接头病只累及眼外肌，不累及眼内肌）。

（2）兰伯特–伊顿综合征（Lambert-Eaton syndrome）：肌无力综合征。多为肿瘤或肉毒中毒累及突触前膜而导致的肌无力。典型症状为活动时肌无力症状改善，休息后加重等。

附：单眼复视（monocular diplopia）

定义：单眼复视是指尽管遮盖对侧眼，单眼仍然存在复视，而当受累侧眼闭合时才消失，它可出现于单侧或双侧。

定位：①眼科病：如角膜异常、虹膜异常、晶状体异常、视网膜异常等。②枕叶或顶枕叶病变，多见于大脑多视症（为单眼复视的另一种类型，和眼科疾病引起的单眼复视的不同之处在于：看到的所有的影像都同样清楚，而且无论患者用双眼还是单眼看影像，外观都不改变；可只看见两个影像，亦可看到很多甚至上百个影像（以一种栅格样形式出现，某些患者只在特定的凝视位置出现多视症），常见于脑梗死。

参考文献

［1］YEE R D, PURVINV A, AZZARELLI B, et al. Intermittent diplopia and strabismus caused by ocular neuromyotonia. Trans Am Ophthalmol Soc, 1996, 94: 207-226.

［2］RUCKER J C, TOMSAK R L. Binocular diplopia. A practical approach. Neurologist, 2005, 11(2): 98-110.

［3］TAN A K, FARIDAH H A. The Two-Minute Approach to Monocular Diplopia. Malays Fam Physician, 2010, 5(3): 115-118.

［4］DEBORAH I F. Pearls: diplopia. Semin Neurol, 2010, 30 (1): 54-65.

［5］DINKIN M. Diagnostic approach to diplopia. Continuum (Minneap Minn), 2014, 20(4 Neuro-ophthalmology): 942-965.

［6］MARIANA A, ANA M, MARCO R N, et al. Diplopia: A Diagnostic Challenge with Common and Rare Etiologies. Am J Case Rep, 2015, 16: 220-223.

［7］KELBSCH C, BESCH D, WILHELM H, et al. Acute Diplopia: Differential Diagnosis and Treatment Options, 2017, 234(11):1348-1353.

视物模糊（blurred vision）是神经眼科学中常见的症状，包括复视、视力障碍和视野缺损等不同的临床表现，患者常常将这些不同的表现描述成一个相同的主诉"看不清楚东西"。作为医生，正确理解复视、视力障碍和视野缺损这三个术语不同的内涵，对于定位、定性、定因的诊断有重要意义，对相应的治疗具有指导价值。视力障碍在临床上表现为单眼或双眼远处视物不清，近处视物正常或减弱；视野缺损的患者视力正常，但某一方向的视野不完整，常双眼同时出现。复视明显不同于前两者，表现为单眼视力和视野正常，而双眼同时视物则出现重影，导致视物模糊（详见"复视"）。视物模糊不包括眼科学的色盲、近视、远视、视网膜剥离（俗称视网膜剥脱）、青光眼等眼科学疾病或症状。

一、定义

在神经眼科学的定义中，视物模糊专指由视网膜、视神经、视交叉、视束、外侧膝状体、丘脑枕、视放射（也称视辐射）、视中枢等视觉传导通路的任何部位受损，引起的视力障碍和视野缺损（图1，图2）。视力障碍即单眼或双眼全部视野的视力下降或丧失。而视野缺损是指眼球不动，向前注视一点，不能看到所有的正常空间范围，在某一方向缺损；视野是黄斑中心凹以外的视网膜周围视力，正常单眼视野范围是颞侧约90°、下方约70°、鼻侧约60°、上方约55°。

二、定位提纲

1.单眼视物模糊

（1）视网膜病变（图3）：

1）脑栓塞（眼动脉或视网膜中央动脉栓塞）。

2）血管炎（巨细胞/颞动脉炎）。

3）非动脉炎性前部缺血性视神经病。

（2）视神经病变：

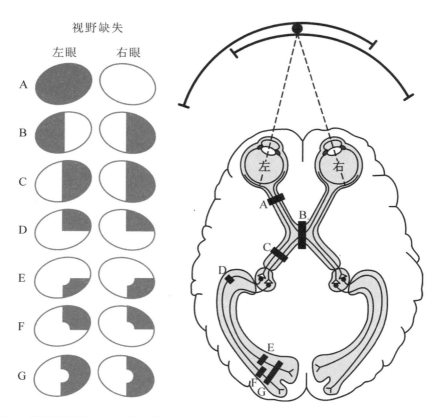

图1 视觉传导通路和相关病变引起的视野缺损示意。A. 左侧视神经受损，左侧视野完全丧失；B. 视交叉受累，双眼的颞侧视野丧失；C. 左侧视束受损，双眼的右侧视野缺损；D. 对侧上半部的视野缺损；E. 对侧下半部视野缺损（黄斑保留）；F.对侧上半部视野缺损（黄斑保留）；G. 对侧视野缺损（黄斑保留）

视觉感受器（视锥、视杆细胞）→双极细胞→节细胞→视神经→视交叉 鼻侧交叉 视束→外侧膝状体→视放射 内囊后肢 视觉中枢

上丘→顶盖脊髓束，完成视觉反射

顶盖前区→缩瞳核→对光反射

图2 视觉传导通路流程，包括相关的视觉反射和对光反射等

1）视神经炎性脱髓鞘病变。

2）视神经压迫性病，如福-肯综合征（Foster-Kennedy syndrome）等。

2.双眼视物模糊

（1）双侧葡萄膜炎性病变：也称葡萄膜脑膜炎、眼-脑-耳-皮综合征，如福格特-小柳-原田综合征（Vogt-Koyanagi-Harada syndrome, VKHs）。

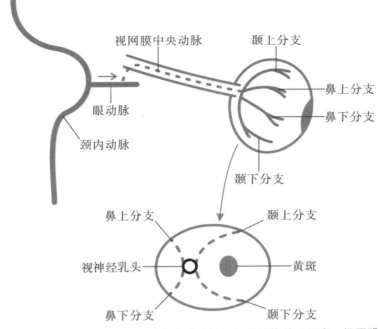

图3　颈内动脉、眼动脉及视网膜中央动脉的解剖学结构关系示意。视网膜中央血管进入眼底后分为颞上、颞下、鼻上、鼻下四支。视神经乳头[1]和黄斑如上图所示

（2）双侧视神经病变（视神经炎、颅内压增高综合征等）。

（3）视交叉病变（垂体瘤、颅咽管瘤、垂体卒中）。

（4）视交叉后病变：

1）视束（肿瘤）。

2）外侧膝状体/丘脑枕（脑血管病）。

3）视放射（脑血管病、肿瘤）。

4）枕叶皮质（脑血管病、肿瘤、枕叶动静脉畸形、全脑血管造影后皮质盲）。

三、定位 / 定因的鉴别诊断

（一）单眼视物模糊

单眼视物模糊主要定位在视交叉以前的视觉传导通路，如视网膜、视神经等。临床上和神经相关的视网膜病变有脑栓塞、血管炎、非动脉炎性前部缺血性视神经病；而视神经病变主要见于视神经炎和视神经压迫性病变。

1.视网膜病变

（1）脑栓塞：多见于眼动脉或视网膜中央动脉栓塞，栓子主要来源于颈动脉分

1.视神经乳头：又称视盘、视神经盘，也有的教材称其为视乳头。

叉处的动脉粥样硬化斑块，或眼动脉在颈内动脉的开口处。

脑栓塞特征性症状：

1）单眼突发的短暂性视力下降或丧失，其在数秒内发生，高峰持续1～5 min，通常可在10～20 min缓解。

2）部分患者反复发作，可进展为脑梗死。

3）如发生脑梗死，多不出现偏瘫症状等。

以上知识点，在2018年全国医师资格考试上曾经出题考试：短暂单眼失明，其后出现对侧肢体瘫痪，是哪根动脉栓塞？几乎所有的神经科大夫不约而同地选择了大脑中动脉，其实受累的血管是脉络膜前动脉；尽管栓子移行到大脑中动脉的机会更多，但这种进入眼动脉的栓子形态小，如果进入大脑中动脉通常不影响穿支，因而不会出现偏瘫，当栓子沿大脑中动脉进入皮质支，主要出现失语或单侧上肢无力（图4）。

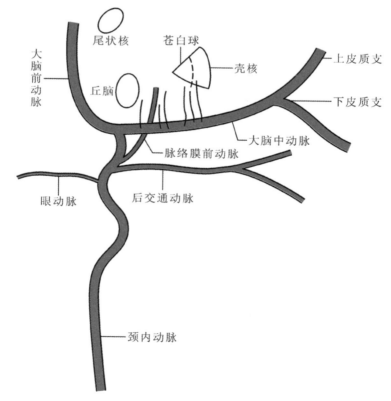

图4　颈内动脉小的斑块脱落引起单眼失明和对侧肢体瘫痪的血管和神经解剖示意。能进入眼动脉的微小栓子，进入大脑中动脉后，移行进入皮质支，因此不会引起对侧肢体瘫痪；相反，如果进入脉络膜前动脉，可以引起对侧肢体偏瘫，轻微的对侧肢体感觉障碍

（2）血管炎：多见于巨细胞动脉炎即颞动脉炎，视神经前部的动脉性梗死是巨细胞动脉炎最具有破坏性的并发症。

颞动脉炎的特征性症状：

1）突然发生视力丧失，其中部分患者可先有短暂性视网膜缺血发作。

2）颞动脉分布区头痛和头皮触痛。

3）下颌间歇性跛行：见"间歇性跛行"。

4）通常伴有全身性症状如发热，以及可能伴有其他风湿性疾病，如患者年龄60岁左右，血沉60 mm/h以上。

（3）非动脉炎性前部缺血性视神经病：本病为视神经前部的特发性梗死，故称为非动脉炎性前部缺血性视神经病。

非动脉炎性前部缺血性视神经病特征性症状：

1）50岁以后突发的视力丧失。

2）不伴头痛、眼痛等疼痛感。

3）起初发病始终为单眼性，但约25%的患者可在2～4年内另一只眼发病。

4）检查可见同侧视神经乳头肿胀，且经常伴视神经乳头周围出血；如无这些体征，应查找其他病因。

5）随视神经乳头肿胀的消退，眼底检查可见视神经萎缩。

尽管缺血性视神经病常被认为是动脉粥样硬化病变所致，但其与脑血管疾病的其他危险因素，如高血压、糖尿病、动脉粥样硬化性颈动脉疾病等并无直接联系。

2.视神经病变

（1）视神经炎性脱髓鞘病变：炎症导致的视神经炎综合征，最常见的病因为炎性脱髓鞘性疾病，如急性球后视神经炎、视神经脊髓炎、多发性硬化等。

这些疾病累及视神经，具有相同的特征性症状：

1）一侧视力受损出现在数小时至数日，在1周内达到高峰。

2）90%以上的患者视力丧失伴头痛、眼球触痛或眼痛，典型的疼痛因眼球活动而加剧。

3）激素冲击疗法可能促进恢复，但如不能治愈，多进展为多发性硬化。

4）视觉诱发电位多有异常。

（2）视神经压迫性病变：多见于肿瘤，如福-肯综合征系由额叶肿瘤等压迫性病变导致。由美国医生Robert Foster Kennedy发现并提出的"额叶基底部综合征"，有典型的三联征：①同侧视神经萎缩，系由额叶底部的肿瘤直接压迫导致，可见视神经乳头苍白，可伴有中心暗点，视力减退甚至失明。②对侧视神经乳头水肿，系肿瘤占位造成颅内压增高，引起对侧视网膜中央静脉回流受阻所致。③同侧嗅觉减弱、缺失，是嗅束受肿瘤占位的压迫造成的。

概括而言，视神经压迫性病变会引起以下的特征性症状：

1）先有视野缺损，并逐渐出现视力障碍甚至失明。

2）同侧视神经萎缩及对侧视神经乳头水肿，可伴有同侧嗅觉缺失。

（二）双眼视物模糊

在神经科临床上，双眼视物模糊的主要原因是视野缺损（图1），最常见的定位在视觉传导通路上视交叉以后的部位（图1，图2）：视交叉、视束、外侧膝状体、丘脑枕、视放射及视中枢等。此外，双眼视物模糊也见于双侧葡萄膜炎性病变，如福格特-小柳-原田综合征等，双侧视神经病变等在神经科临床上也常见到。

1.双侧葡萄膜炎性病变 主要见于前葡萄膜的炎症，如福格特-小柳-原田综合征，又称葡萄膜脑膜炎、特发性葡萄膜大脑炎，系由各种因素引起色素细胞的抗原性改变，以色素细胞为靶细胞发生自体免疫反应，而出现全身性色素细胞受损。

福格特-小柳-原田综合征的特征性症状：

（1）多以头痛、头晕、恶心、呕吐，颈项强直等脑膜刺激症状起病，即脑膜炎的症状最先出现，其后1周内逐渐出现葡萄膜炎。

（2）眼部症状包括眼痛、眼红、视力减退。其中Vogt-Koyanagi型以渗出性虹膜睫状体炎为主，也伴弥漫性脉络膜视网膜炎；而Harada型表现为双眼视力突然减退，以后节部改变明显，视神经乳头和黄斑部明显水肿等。

（3）数周或数月后相继出现耳鸣、重听、头发变白、秃发及白癜风等病症。

（4）多发生于青壮年，易复发，免疫抑制剂有效。

2.双侧视神经病变 可见于视神经炎性脱髓鞘病变（上文已述）和颅内压增高综合征，其中颅内压增高综合征是最常见的双侧视神经病变的病因。

颅内压增高综合征的特征性症状：

（1）视力减退或丧失：是由于颅内压增高引起双侧视神经乳头水肿所致，视力下降以视野的逐渐缩小，伴晚期中心视力丧失为特征。

（2）弥漫性头痛：几乎出现于所有的特发性颅内压增高患者。

（3）复视：主要为颅内高压首先累及颅底展神经所致。

3.视交叉病变 视交叉水平引起视力损害的病变多见于肿瘤，如垂体瘤、颅咽管瘤、脑膜瘤、第三脑室肿瘤，还可见于垂体卒中等。

视交叉病变的特征性症状：

（1）双颞侧偏盲，由于视交叉的视神经支配双眼颞侧的视野，所以视交叉病变表现为双颞侧偏盲。

（2）特征性的视野缺损次序为视交叉局部病变定位诊断的核心，如垂体瘤表现为由双颞侧上象限偏盲逐渐向下发展，而颅咽管瘤等表现为由双颞侧下象限偏盲逐渐向上发展；垂体卒中表现为突发双颞侧偏盲。

4.视交叉后病变

（1）视束病变：视束损害多见于肿瘤，如颞叶肿瘤向内压迫。

视束病变特征性症状：

1）病灶对侧同向性偏盲。

2）偏盲侧瞳孔直接对光反射消失：因为累及对光反射纤维，无法完成对光反射，因而直接对光反射消失。

3）间接对光反射存在：由于对侧的对光反射通道正常，冲动传到E-W核后，同时支配两侧动眼神经的副交感神经，使瞳孔括约肌收缩（图5）。

（2）外侧膝状体/丘脑枕病变：外侧膝状体位于丘脑枕的外下方，接受视束的传导，并通过丘脑枕发出视放射；外侧膝状体和丘脑枕的病变通常由脑血管病所致，

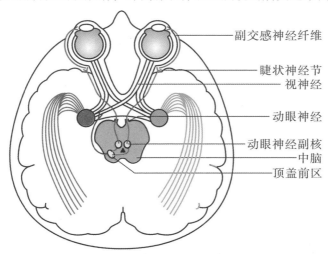

图5 瞳孔的对光反射弧通路。视网膜→视神经→视交叉→双侧视束→上丘臂→中脑顶盖前区→双侧E-W核→动眼神经→睫状神经节→节后纤维→瞳孔括约肌收缩→双侧瞳孔缩小。对光反射和视觉传导通路不同处在于视束不通过外侧膝状体，而是直接传导到四叠体的上丘，通过中脑的顶盖前区，参与双眼瞳孔缩小调节

责任血管是脉络膜后动脉外侧支。

外侧膝状体/丘脑枕病变特征性症状：

1）三偏综合征：病灶对侧同向性偏盲；伴偏身感觉障碍，包括偏身麻木或丘脑痛；伴/不伴轻度对侧肢体无力。

2）偏盲侧瞳孔直接和间接对光反射存在（图5）：由于对光反射纤维不进入外侧膝状体，故外侧膝状体、视放射、视中枢损害不出现瞳孔散大和对光反射消失。

（3）视放射病变：定位在内囊后肢后部、颞叶和顶叶的病变。其中内囊后肢后部病变见于脑血管病，责任血管是大脑中动脉的穿支豆纹动脉或脉络膜前动脉；颞叶病变最常见于颞叶后部肿瘤，部分见于脑血管病，责任血管为大脑中动脉或大脑后动脉的分支；顶叶病变见于脑血管病，如大脑中动脉下皮质分支（责任血管）栓塞、肿瘤。

视放射病变特征性症状：

1）内囊后肢后部受累导致视放射全部受损，出现病灶对侧同向性偏盲，同时也伴有对侧运动和感觉障碍。

2）颞叶病变特征性症状表现为病灶对侧同向上象限偏盲，可伴有对侧肢体痫性发作、记忆力减退等。

3）顶叶病变特征性症状表现为病灶对侧同向下象限偏盲，和对侧肢体的运动或感觉障碍等。

4）偏盲侧瞳孔对光反射存在。

（4）枕叶皮质病变：枕叶皮质病变最常见于脑梗死，责任血管为大脑后动脉分支距状裂动脉，少见于线粒体脑肌病伴高乳酸血症和卒中样发作（mitochondrial encephalomyopathy with lactic acidosis and stroke-like episodes，MELAS）、枕叶动静脉畸形、肿瘤、椎动脉血管造影等；双侧枕叶受累可出现皮质盲。

枕叶皮质病变特征性症状：

1）病灶对侧同向性偏盲，患者可能未意识到视野缺损。

2）偏盲侧瞳孔对光反射存在。

3）血管性病变引起的视觉障碍存在黄斑回避现象，黄斑皮质区由大脑中动脉和大脑后动脉分支双重供血，故而很少受累。

4）线粒体脑肌病伴高乳酸血症和卒中样发作：见于颞顶枕叶的皮质多灶性软化灶（和枕叶梗死的鉴别：本病枕叶病变周围无水肿，而枕叶脑梗死病灶周围有水肿带），脑皮质萎缩和基底核钙化，临床上可以见到儿童期起病、卒中样发作伴偏瘫、偏盲或皮质盲、痫性发作、智力低下等。

5）肿瘤和枕叶的动静脉畸形经常伴有不成形的视幻觉，通常为一侧性的、静止的或移动的、短暂的或闪烁的、彩色的或黑白的。

6）双侧枕叶受累产生皮质盲，表现为瞳孔反射正常、双侧的黄斑回避可保留中心的管状视觉；在较广泛病变时可能出现安东综合征（Anton syndrome），患者虽不能辨认眼前的物体，但否认自己失明。

参考文献

［1］GAMLIN P D. The pretectum: connections and oculomotor-related roles. Prog Brain Res, 2006, 151: 379-405.

［2］RAJENDRAM R, EVANS M, KHURANA R N, et al. Vogt-Koyanagi-Harada disease presenting as optic neuritis. Int Ophthalmol, 2007, 27(2-3): 217-220.

［3］PRASAD S, GALETTA S L. Anatomy and physiology of the afferent visual system. Handb Clin Neurol, 2011, 102: 3-19.

［4］PASTORA-SALVADOR N, PERALTA-CALVO J. Foster Kennedy syndrome: papilledema in one eye with optic atrophy in the other eye. CMAJ, 2011, 183(18): 2135.

［5］CHEN J J, LEAVITT J A, FANG C, et al. Evaluating the Incidence of Arteritic Ischemic Optic Neuropathy and Other Causes of Vision Loss from Giant Cell Arteritis. Ophthalmology, 2016, 123(9): 1999-2003.

［6］DU L, KIJLSTRA A, YANG P. Vogt-Koyanagi-Harada disease: Novel insights into pathophysiology, diagnosis and treatment. Prog Retin Eye Res, 2016, 52: 84-111.

［7］O'KEEFE G A, RAO N A. Vogt-Koyanagi-Harada disease. Surv Ophthalmol, 2017, 62(1): 1-25.

［8］PASQUARELLI N R I, MAGANHOTO A P S, CORREIS S, et al. Partial Vogt-Koyanagi-Harada syndrome as a differential diagnosis of optical neuritis. Mult Scler Relat Disord, 2017, 17: 128-129.

［9］NESHER G, POLTORAK V, HINDI I, et al. Survival of patient with giant cell arteritis: Impact of vision loss and treatment with aspirin. Autoimmun Rev, 2019,

18(8): 831-834.

[10] SINGH S R, MEHTA A, DOGRA M. Foster Kennedy syndrome. QJM, 2019, 112(8): 623-624.

凝视麻痹（gaze palsy）也称凝视瘫痪，是神经眼科学特有的临床症状和体征，对神经系统病变的定位有特殊的意义，系由皮质和脑桥的侧视中枢病变引起的。正确理解凝视麻痹必须熟悉其产生的解剖学基础和病理生理机制。由于双眼同时受累，凝视麻痹并不产生复视。凝视麻痹会随着病情的好转而减轻，尤其是皮质的侧视中枢受累时。根据症状不同，凝视麻痹可分为水平凝视麻痹和垂直凝视麻痹，它们累及的部位不尽相同。

一、定义

脑桥侧视中枢及以上水平病变损害双眼的共轭运动，产生凝视障碍称凝视麻痹，表现为双眼不能同时向上、向下、向一侧运动。凝视麻痹也称核上性眼肌麻痹。核上性眼肌麻痹临床上有3个特点：①双眼同时受累；②无复视；③反射性运动仍保存，即患者双眼不能随意向一侧运动，但该侧突然出现声响时，双眼可反射性转向该侧。

二、定位提纲

1.水平凝视麻痹

（1）皮质：皮质有多个不同脑叶的侧视中枢，以额中回后部皮质侧视中枢受累为主。

（2）脑桥侧视中枢位于展神经核旁的脑桥旁正中网状结构（PPRF）。大脑皮质和脑桥侧视中枢存在着对侧支配的关系，即一侧大脑皮质侧视中枢支配对侧脑桥侧视中枢。

双眼同向水平注视运动传导通路（图1）：一侧（如左侧）皮质侧视中枢发出纤维，支配对侧（右侧）脑桥侧视中枢，其发出纤维向后走行支配同侧（右侧）的展神经核，进而支配同侧（右侧）外直肌，使同侧（右侧）眼球外展（向右侧外展）；同时（右侧）脑桥侧视中枢又发出另一条纤维到对侧（左侧）内侧纵束，并

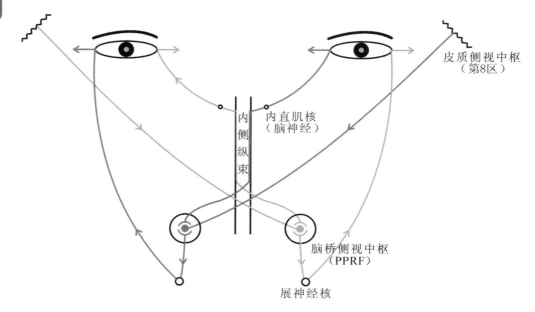

图1　水平凝视麻痹功能示意。皮质侧视中枢支配对侧脑桥侧视中枢（脑桥旁正中网状结构，PPRF），PPRF支配：①同侧展神经核使同侧眼球外展；②通过对侧内侧纵束支配对侧动眼神经的内直肌核团，进而支配对侧眼球的内直肌，使对侧眼球内收。这样通过皮质和脑桥的高级和低级侧视中枢，实现双眼协调一致的凝视功能

上行后再向前走，支配对侧（左侧）动眼神经内直肌核，进而支配对侧（左侧）眼球的内直肌，使对侧眼球内收，这样协调两眼同时向一侧运动。

2. 垂直凝视麻痹　定位为中脑上丘。双眼同向垂直注视运动功能解剖学基础：垂直性眼球运动的皮质中枢不明，而上丘是眼球同向垂直注视运动的皮质下中枢，上丘的上半部支配眼球向上运动，上丘的下半部支配眼球向下运动（图2）。其中，头端间质核、内侧纵束、Cajal间质核及后连合参与上视的机制；而除后连合没有参与外，其他结构同时也参与下视的机制。了解冲动引起的垂直凝视机制，对垂直凝视麻痹的定位诊断有重要意义。

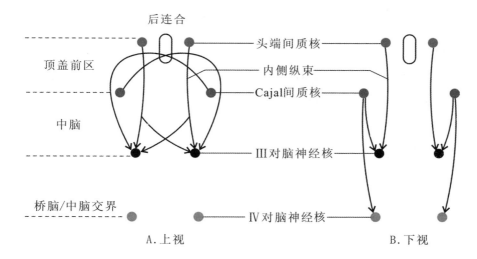

后连合
顶盖前区
中脑
桥脑/中脑交界
头端间质核
内侧纵束
Cajal间质核
Ⅲ对脑神经核
Ⅳ对脑神经核
A.上视
B.下视

图2 垂直凝视麻痹功能示意。内侧纵束起自中脑顶盖Cajal间质核与Dark-Schewitsch核，与动眼神经、展神经、滑车神经及前庭神经联系。如图示，上视的机制：内侧纵束从头端间质核发出后支配动眼神经核（Ⅲ对脑神经核）上视的部分，参与垂直扫视；而Cajal间质核通过后连合，交叉到对侧支配对侧的动眼神经核上视部分，参与垂直凝视和维持注视状态；后连合参与双眼的同步运动。下视的机制：此时下视的冲动由头端间质核和Cajal间质核发出后支配动眼神经的下直肌亚核和滑车神经核（Ⅳ对脑神经核），从而参与下视的凝视。从本图可以看出，后连合并不参与下视，因此后连合病变，首先累及上视

三、定位的鉴别诊断

（一）水平凝视麻痹

1.**皮质病变** 病变定位于额中回后部皮质侧视中枢，即第8区，主要见于脑血管病，责任血管为大脑中动脉上皮质分支；也可见于炎症和肿瘤。

皮质病变特征性症状：

（1）双眼同时受累，出现向病灶对侧凝视麻痹，即双眼向病灶侧凝视，常伴有病灶对侧肢体瘫痪或无力。见于破坏性病变，如脑梗死、炎症。

（2）如同时伴有病灶对侧肢体的抽搐或痫性发作，见于刺激性病变，如脑出血、肿瘤等。

（3）无复视。

（4）反射性运动仍保存：即患者两眼不能随意向一侧运动，但该侧突然出现声响时，双眼可反射性转向该侧，这是由于颞叶有纤维与Ⅲ、Ⅳ、Ⅵ对脑神经联系的

缘故。

（5）凝视麻痹通常持续数日可好转，原因在于皮质各个脑叶都存在侧视中枢，当第8区的主要侧视中枢受累时，其他皮质侧视中枢可取代其或被唤醒而起作用。

2.脑桥 病变定位于脑桥侧视中枢，主要见于脑血管病。责任血管是基底动脉深穿支和旁正中支，也可见于炎症或者脱髓鞘疾病。

脑桥病变特征性症状：

（1）双眼同时受累，出现两眼向病灶侧凝视麻痹，即双眼向病灶对侧凝视，见于破坏性病变，如脑桥梗死、出血及炎症。

（2）可伴有复视，脑桥病变累及脑桥侧视中枢时常同时累及展神经，故脑桥病变的凝视麻痹常伴有展神经麻痹，可引起复视。

（3）反射性运动仍保存。

（二）垂直凝视麻痹

垂直性凝视皮质中枢不明，目前将其定位在皮质下凝视中枢——中脑上丘、丘脑旁正中核等。主要见于肿瘤，如松果体瘤；脑血管病（可影响上丘功能），如上丘缺血、丘脑梗死和出血；变性病，如进行性核上性麻痹等。

垂直性凝视麻痹特征性症状：

（1）双眼同时受累，两眼垂直凝视麻痹：当上丘上半损伤时，则双眼向上同向运动不能，称帕里诺综合征（Parinaud syndrome）（图3），也称四叠体综合征、上丘综合征、中脑顶盖综合征，常见于松果体肿瘤。当上丘上半刺激性病变时，可出现发作性双眼转向上方，称动眼危象。见于脑炎后帕金森综合征或服用吩噻嗪类药物。当上丘下半损伤时，可引起两眼向下同向注视障碍，多与上丘上半同时受累，如松果体肿瘤压迫整个中脑上丘、脑血管病。

（2）如为松果体肿瘤，可出现帕里诺综合征的所有或部分特点（图3）。

（3）无复视。

（4）瞳孔对光反射消失，概因对光反射通路被切断（图4）。

4.基底核区　见于基底核的大脑中动脉深穿支血管病变，血管狭窄或闭塞引起的梗死和血管破裂引起的出血。

基底核区受累特征性症状：

（1）单上肢无力：见于构音障碍-手笨拙综合征，病变位于基底核内囊后肢的前端（见图1：内囊后肢锥体束由前向后的排序）。

（2）单下肢无力：经常伴有双眼视野缺损，病变位于内囊后肢后端，并累及视放射。

附：构音障碍-手笨拙综合征定位诊断：①基底核，多见于高血压病；②脑桥，多见于糖尿病。此外特别要注意：该病要和优势半球皮质病变出现单上肢无力伴运动性失语相鉴别，后者多见于脑血管病（脑栓塞），责任血管为大脑中动脉上皮质分支。

5.皮质　见于脑血管病，以脑栓塞多见。单上肢无力病变位于中央前回下部，责任血管为大脑中动脉上皮质分支，单下肢无力病变位于中央前回上部，即旁中央小叶，责任血管为大脑前动脉的胼缘动脉的分支——旁中央动脉。

皮质病变特征性症状：

（1）单上肢无力伴言语障碍、中枢性面瘫，优势半球受累表现为运动性失语，而非优势半球受累表现为构音障碍。

（2）单下肢无力伴小便障碍，表现为膝关节以下，足、踝部无力，尿频或尿失禁。

（二）双下肢无力

双下肢无力由下向上依次见于周围神经、脊髓、脑桥、第三脑室周围及双侧的旁中央小叶病变。

1.周围神经　见于代谢性疾病，常见于B族维生素的代谢障碍，如维生素B1缺乏引起的韦尼克脑病、维生素B12缺乏引起的多系统联合变性（此病即亚急性脊髓联合变性，由于该病可以急性、亚急性、慢性起病，原来的"亚急性"命名并不准确；而且本病不仅累及脊髓、周围神经，还累及皮质、丘脑和脑干，故而命名为多系统联合变性；目前北美的书籍中已改名为多系统联合变性）；金属中毒（砷、铅、铊、锰）；以及遗传性疾病（腓骨肌萎缩症）。在周围神经脱髓鞘性疾病（吉兰-巴雷综合征）的早期，也可表现为双下肢无力。

（1）韦尼克脑病特征性症状：

1）肢体无力：维生素B1缺乏累及周围神经，周围神经病变虽累及四肢，但临床上主要表现为双下肢无力。

2）意识、精神、记忆力障碍：累及皮层和帕佩兹环路（Papez circuit，又称海马环路）导致。

3）共济失调：累及小脑系，主要是小脑的蚓部。

4）复视：累及展神经核、动眼神经核所致。

5）头痛：累及丘脑和第三脑室导水管周围的灰质（两者属于颅内的痛敏组织）。

（2）多系统联合变性（亚急性脊髓联合变性）特征性症状：

1）共济失调（累及脊髓后索）和肢体无力（累及脊髓侧索和周围神经），周围神经病变虽累及四肢，但临床上也可表现为双下肢无力。

2）意识、精神、记忆力障碍（累及皮质和帕佩兹环路）。

3）视力减退（营养性弱视）。

4）常伴有贫血（巨幼红细胞性贫血）。

5）可引起莱尔米特征（Lhermitte sign）阳性：患者屈颈时可出现由脊背向下放射的触电感。

韦尼克脑病和多系统联合变性两者的主要鉴别点：两者可以出现完全一样的症状（教材和资料几乎没有提到）；二者的区别在于：韦尼克脑病主要引起小脑性共济失调，即龙贝格征（Romberg sign）阴性；而多系统联合变性则引起深感觉性共济失调，即龙贝格征阳性。

注意：龙贝格征主要是检查视力对深感觉的代偿功能，如深感觉障碍，闭眼时出现站立不稳，为阳性。龙贝格征阳性分两种：闭目后立即出现站立不稳，为深感觉障碍；闭目后站立不稳延迟出现，为前庭性病变导致。而小脑病变，闭眼和睁眼对站立没有大的影响，视力没有代偿的功能，因此龙贝格征阴性。

（3）急性砷或铊中毒特征性症状：

1）迅速进展的对称性双下肢无力，远端重于近端，伴感觉异常（经常是痛性的，通常为多发性神经病的最早期表现）。

2）常伴发或先期出现胃肠道紊乱和痉挛性腹痛。

3）可伴皮疹：砷中毒表现为皮肤色素沉着增加和明显的表皮脱落，以及指/趾甲可能出现Mess线（横向白线）；铊中毒表现为鳞状皮疹和脱发。

（4）铅中毒特征性症状：主要见于双上肢无力（非对称性）重于双下肢，详见"四肢无力"。

（5）慢性锰中毒特征性症状：

1）早期出现双下肢无力。

2）逐渐出现锥体外系症状（帕金森综合征）和精神症状。

（6）腓骨肌萎缩症特征性症状：

1）青少年发病，男性多于女性，慢性进行性对称性肢体远端肌肉无力和萎缩（病程早期主要累及双下肢，表现为足下垂、跨阈步态、易绊倒，数年后可累及双上肢）。

2）"鹤腿"征（肌肉萎缩累及小腿全部肌群和大腿肌群的下1/3）。

3）可见脊柱侧弯、弓形足、爪形手等。

4）腱反射减弱或消失。

5）多有家族遗传史。

2.脊髓　双下肢无力见于T2以下脊髓病变。多见于炎症（脊髓炎）、压迫[外伤、肿瘤、硬脊膜动静脉瘘（占脊髓血管病的80%以上）]、动脉缺血（如主动脉夹层）、动脉粥样硬化和栓塞。其他病因有遗传性疾病（遗传性痉挛性截瘫）、副肿瘤综合征（亚急性运动神经元病、亚急性坏死性脊髓病）。

（1）炎症、压迫和缺血的特征性症状：

1）双下肢无力多伴有感觉平面及感觉平面以下所有感觉障碍。

2）腱反射亢进或减弱，也可正常（累及锥体束，腱反射亢进；累及腰膨大，腱反射减弱）。

3）伴/不伴二便功能障碍（主要指小便）。

4）剧烈神经根刺激痛（主要见于血管病和部分脊髓压迫症）。

（2）遗传性痉挛性截瘫特征性症状：

1）青少年起病，缓慢进行性痉挛性截瘫，肌张力高、腱反射亢进、病理征阳性，表现为双下肢僵硬、呈剪刀步态、易跌倒。

2）多伴有尿失禁或尿频（无抑制膀胱）。

3）多有遗传家族病史。

（3）亚急性运动神经元病特征性症状：

1）多表现为双下肢无力、肌肉萎缩、肌束震颤、腱反射消失等下运动神经元损害（主要累及脊髓前角细胞）。

2）病情进展较快，与运动神经元病病程明显不同。

3）多见于骨髓瘤，可引起淋巴细胞增殖性肿瘤和POEMS综合征。POEMS综合征：polyneuropathy——多发性周围神经病、organmegaly——内脏肥大、endocrinopathy——内分泌紊乱、M-protein——M蛋白增高、skin changes——皮肤色素沉着。

（4）亚急性坏死性脊髓病特征性症状：

1）亚急性脊髓横贯性损伤多以下肢无力起病，伴感觉障碍、二便障碍（脊髓病变以胸髓受损最为严重），受损平面可在数日内上升，可累及颈段脊髓造成四肢瘫（脊髓全长受累），甚至累及呼吸（呼吸肌受累、自主神经受累）、心搏（自主神经受累）等危及生命。

2）多见于小细胞肺癌。

3.脑桥　除双下肢无力外，常伴有脑桥神经核团受累的症状，详见"单肢无力"。

4.第三脑室周围　凡是影响第三脑室周围的压力，导致下传的锥体束缺血，都可以引起双下肢无力，呈反复发作性。如脑室的带蒂肿瘤、常压性脑积水等。详见"跌倒发作"。

5.旁中央小叶　见于双侧旁中央小叶病变，如上矢状窦的肿瘤和大脑镰的脑膜瘤及"大脑前动脉优势"（即双侧旁中央动脉由一侧胼缘动脉供血）引起的脑栓塞，在临床上引起急、慢性双下肢无力，即"旁中央小叶截瘫"（也称"脑性截瘫"）

旁中央小叶性双下肢无力的特征性症状：

（1）以膝关节以下，足、踝部无力为主。

（2）没有感觉平面，不同于脊髓病变。

（3）常伴有排尿、排便障碍，或伴有下肢的局限性癫痫性发作。

（4）脑性截瘫和脊髓性截瘫的鉴别要点，临床上可凭旁中央小叶病变的特征性瘫痪——足部瘫痪严重而膝关节以上肌肉不受影响进行鉴别。此外，前者可出现足部局限性癫痫发作、脑部功能受损症状，如头痛、精神障碍等；后者有感觉平面、整个下肢瘫痪等。

（三）双上肢无力

双上肢无力由下向上依次见于周围神经、脊髓、脑桥病变。

1.周围神经 可见于多灶性运动神经病、腕管综合征。

（1）可见于多灶性脱髓鞘性运动神经病（multifocal motor neuropathy, MMN）：是一种累及运动神经末端为主的慢性周围神经脱髓鞘疾病。

多灶性脱髓鞘性运动神经病特征性症状：

1）慢性进行性非对称性肢体远端无力，以上肢为主。

2）感觉正常。

3）症状持续大于6个月。

4）常伴肌肉萎缩。

（2）腕管综合征（carpal tunnel syndrome, CTS） 俗称"鼠标手"，可以见到双手同时受累，系由正中神经在腕部受到卡压而引起的一系列症状，女性多于男性。正中神经运动神经支配前臂旋前和第1、2、3指屈曲等，其感觉神经主要支配第1、2、3指的掌侧和背侧的末节，以及第4指的桡侧半。详见"肢体疼痛"。

腕管综合征特征性症状：

1）患者桡侧3个半手指麻木或刺痛，夜间加剧。

2）患侧鱼际、小鱼际肌肉萎缩，皮肤发亮、指甲增厚，甚至出现患指溃疡等神经营养障碍症。

3）腕掌屈试验（Phalen test，腕部最大程度屈曲，60秒后即可诱发症状）和神经干叩击试验（Tinel test，即沿正中神经从前臂向远端叩击，诱发症状）阳性。

2.脊髓 见于运动神经元病（肌萎缩侧索硬化、进行性肌萎缩）、副肿瘤综合征（副肿瘤性脊髓炎）。

（1）肌萎缩侧索硬化特征性症状：

1）双上肢肌无力（远端起病，逐渐发展）。

2）双上肢肌肉萎缩，双手呈鹰爪手。

3）常伴有明显的肌束震颤。

4）锥体束征：肌张力不高，但腱反射亢进、病理征阳性。

5）无感觉障碍（但可有主观的感觉症状，如麻木等）。

6）无二便障碍。

（2）进行性肌萎缩特征性症状：此为脊髓前角受累所致，严格意义讲属于周围神经病变，但为了便于掌握，将其列为脊髓病变。

1）双上肢肌无力（远端起病，逐渐发展）。

2）双上肢明显肌肉萎缩，双手呈鹰爪手。

3）常伴有肌束震颤。

4）肌张力降低、腱反射减弱、病理征阴性。

5）无感觉障碍。

6）无二便障碍。

（3）副肿瘤性脊髓炎特征性症状：

1）慢性进行性肢体肌无力、肌肉萎缩（多见于双上肢，呈对称性或不对称性）。

2）最常见于小细胞肺癌（近一半患者血清或脑脊液中可查到抗Hu抗体）。

3）进展快，和运动神经元病不同。

3.脑桥 最常见于脑血管病，也可见于炎症和肿瘤等。特征性症状：除双上肢受累外，常伴有脑桥神经核团受累的症状，详见本部分"脑桥受累特征性症状"。

（四）偏侧肢体无力

偏侧肢体无力由下向上依次见于脊髓、脑干、基底核病变。

1.脊髓 多见于炎症（脊髓炎）、压迫（外伤、肿瘤），病变位于一侧颈胸髓（T2节段以上）。

脊髓受累特征性症状：

（1）多存在运动和感觉分离（一侧肢体无力，对侧肢体浅感觉减退）。

（2）腱反射亢进或减弱，也可正常。如一侧颈膨大受累，表现为同侧上肢周围性瘫痪，腱反射减弱，同侧下肢中枢性瘫痪，腱反射亢进；如一侧颈膨大以上受累，同侧上下肢均为中枢性瘫痪，腱反射均亢进。

（3）伴/不伴二便功能障碍（主要指小便）。

2.脑干 脑桥和延髓背外侧受累最常见于脑血管病，也可见于炎症和肿瘤等。在由中脑大脑脚［韦伯综合征（Weber syndrome）和延髓前部［德热里纳综合征（Dejerine syndrome）病变导致偏瘫的症状中，多见于炎症和肿瘤，罕见于脑血管病。这是因为中脑血供丰富，一般不发生脑血管病，如有可疑的梗死，一定要注意排除基底核病变引起中脑的沃勒变性（Wallerian degeneration，WD）；而延髓前部由脊髓前动脉供血，脊髓前动脉由双侧椎动脉供血、该血管不发生动脉粥样硬化，鲜有发生血管病。

（1）中脑病变的特征性症状：见于韦伯综合征，即对侧中枢性面舌瘫、肢体瘫、复视（为同侧动眼神经受累引起同侧眼肌麻痹所致）。

（2）脑桥病变特征性症状：除偏瘫外，常见脑桥其他传导束受累的症状，详见本部分"脑桥受累特征性症状"。

（3）延髓病变的特征性症状：见于德热里纳综合征，对侧肢体中枢性瘫痪、同侧舌肌瘫痪、饮水呛咳及构音障碍（迷走神经受累导致）。

3.基底核　主要见于脑血管病，其中3组血管病变可引起偏侧肢体无力。这3组血管分别是大脑中动脉的深穿支，包括内侧豆纹动脉和外侧豆纹动脉（血栓形成或出血），脉络膜前动脉（栓塞；脉络膜前动脉是颈内动脉后交通段以后的分支，为基底核供血），脉络膜后动脉（栓塞、血栓形成或出血，脉络膜后动脉来源于大脑后动脉，为丘脑内侧和外侧供血）。

（1）大脑中动脉深穿支病变特征性症状：

1）对侧肢体偏瘫（包括中枢性面瘫、舌瘫）。

2）对侧肢体浅感觉减退。

3）对侧同向偏盲。

（2）脉络膜前动脉病变特征性症状：

1）突发对侧肢体完全性瘫痪。

2）不伴感觉障碍，或有短暂而轻微的感觉障碍。

（3）脉络膜后动脉病变特征性症状：

1）对侧肢体短暂而轻微的瘫痪。

2）对侧肢体感觉障碍。

3）对侧肢体舞蹈症或共济失调。

此外，线粒体脑肌病伴高乳酸血症和卒中样发作（mitochondrial encephalomyopathy with lactic acidosis and stroke-like episodes, MELAS）也可出现偏瘫症状，由基底核的局灶性坏死和神经元丢失等引起。临床表现为儿童期起病，卒中样发作伴偏瘫、偏盲或皮质盲、痫性发作、智力低下等。

（五）交叉性肢体无力

如图1所示，交叉性肢体无力多见于脑桥的脑血管病变，也可见于炎症和肿瘤等；理论上可以见于延髓病变，但临床上罕见。发生于脑桥的原因：锥体束在脑干呈"梭形"分布，在两端被紧紧地约束在一起——中脑大脑脚将所有的锥体束集中在一起，到脑桥后锥体束扩散开来，在延髓锥体束再次集中在一起，并因此而得名为锥体。由于脑桥的锥体束广泛而膨胀地分布在整个脑桥的前部和中部，若发生脑血管病，可出现复杂多变的肢体无力，因此完全可能出现肢体交叉性瘫痪（这里的"交叉性瘫痪"是指肢体，而不是指脑干病变引起的"交叉性瘫痪"：同侧的脑神经和对侧的中枢性肢体瘫痪）。

（六）四肢无力

由6种不同部位的病变引起，由外向内定位分别为肌肉、神经肌肉接头、离子通道、周围神经、脊髓和脑桥。

1.肌肉病变　可见于肌炎（多发性肌炎、多发性皮肌炎、副肿瘤性肌炎或皮肌炎）、甲状腺功能亢进性肌病等。

（1）肌炎特征性症状：

1）亚急性起病的四肢近端无力伴压痛，进行性加重，数周至数月达高峰。

2）多发性肌炎和多发性皮肌炎病前多有感冒或发热病史，属于病毒感染诱发的免疫反应；少数病例继发于其他自身免疫性疾病，如类风湿关节炎、系统性红斑狼疮、干燥综合征等。

3）少数病例继发于恶性肿瘤，如肺癌、卵巢癌、乳腺癌、胃癌等，称副肿瘤性肌炎、皮肌炎。中老年人出现肌炎、皮肌炎，需特别注意恶性肿瘤。

4）多发性皮肌炎伴有皮肤损害，典型的皮肤损害为眶周和上下眼睑水肿性淡紫色斑和Gottron征（四肢关节外侧面水肿性红斑）。

5）晚期导致肌肉萎缩。

6）激素治疗有良好疗效。

（2）甲状腺功能亢进性肌病特征性症状：

1）甲状腺功能亢进基础上合并对称性四肢近端肌肉无力、萎缩，伸肌无力重于屈肌无力，多慢性缓慢进展。

2）不伴感觉障碍。

3）少数患者萎缩肌肉可伴肌纤维颤动。

4）病情和甲亢的控制相关性不大。

2.神经肌肉接头病变　见于重症肌无力、兰伯特–伊顿肌无力综合征（Lambert-Eaton myasthenic syndrome）。

（1）重症肌无力特征性症状：

1）波动性肌无力（四肢近端无力为重）：活动后肌无力加重，休息后肌无力减

肢 体麻木（limb numbness）是肢体浅感觉障碍最重要的临床表现，其他临床表现如肢体疼痛，后文将详细论述。在临床上，肢体麻木和肢体无力都是常见的症状，不同的伴随症状为肢体麻木的定位鉴别诊断提供了理论基础和临床思路。

一、定义

肢体麻木分为主观感觉障碍和客观感觉障碍。主观感觉障碍是在没有任何外界刺激的情况下，患者有麻木、烧灼感等不正常的感觉。客观感觉障碍是对外界刺激无反应或反应不正常，是肢体对外界的刺激接受能力减弱或消失导致的。临床上，主观感觉障碍和客观感觉障碍常伴发出现，总体的发病机制都是累及浅感觉传导通路。

躯干、四肢的痛觉和温觉传导通路（图1）：第一级神经元的胞体在脊神经节内，其周围突至躯干、四肢的皮肤感受器，中枢突自后根外侧部入脊髓，上升1~3个节段后止于后角；第二级神经元为后角固有核，其轴突经白质前连合交叉至对侧的外侧索，组成脊髓丘脑侧束，向上经脑干，行止于丘脑外侧核（腹后外侧核）；第三级神经元为丘脑外侧核（腹后外侧核），其轴突组成丘脑皮质束，经内囊后肢投射到中央后回的中、上部和旁中央小叶后部。

二、定位提纲

（1）周围神经。

（2）脊髓。

（3）脑干。

（4）丘脑。

（5）基底核。

（6）皮质。

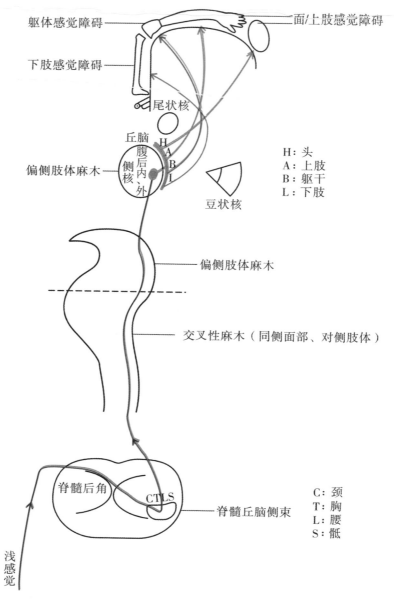

躯体感觉障碍

面/上肢感觉障碍

下肢感觉障碍

尾状核

丘脑腹后侧核内外

H：头
A：上肢
B：躯干
L：下肢

偏侧肢体麻木

豆状核

偏侧肢体麻木

交叉性麻木（同侧面部、对侧肢体）

脊髓后角

CTLS

C：颈
T：胸
L：腰
S：骶

脊髓丘脑侧束

浅感觉

图1　肢体麻木定位诊断功能解剖示意。如图所示，导致肢体麻木的不同定位包括周围神经、脊髓、脑干、丘脑、基底核、皮质。不同的定位伴随不同的症状对于定位的鉴别诊断有重要的作用。和肢体无力相关的锥体束传导通路一样，本图所示的感觉传导通路是神经解剖最重要的内容之一，也是临床神经科医生必须掌握的、非常重要的一个知识点。躯干和四肢的痛觉、温觉经过一级神经元、二级神经元、三级神经元，交叉到对侧中央后回的中、上部和旁中央小叶后部

三、定位的鉴别诊断

（一）周围神经

周围神经病变引起的肢体麻木表现为四肢末梢手套-袜子样感觉异常、单肢感觉障碍（深、浅感觉受累）。慢性肢体麻木常见于代谢性疾病（糖尿病性多发性周围神经病）、内分泌疾病（甲状腺功能减退性脊神经病变）、中毒（砷、铊、酒精中毒）、炎症脱髓鞘疾病（急、慢性吉兰-巴雷综合征）及周围神经受压等疾病。

1.糖尿病性多发性周围神经病特征性症状

（1）慢性起病、逐渐进展的肢体感觉症状（烧灼感、麻木感、手套-袜子样感觉异常或过敏等）和自主神经症状（直立性低血压等）。

（2）运动症状较轻或无（糖尿病性周围神经病主要累及感觉系统，运动系统一般不累及，这是其主要的临床特点）。

（3）病变通常为对称性（故此病又称对称性多发性末梢神经病），下肢重于上肢，远端重于近端，通常自下肢远端开始发展。

（4）查体下肢深感觉、浅感觉和腱反射减弱或消失。

2.甲状腺功能减退性脊神经病变特征性症状

（1）四肢远端感觉异常（如麻木、刺痛、烧灼感等）。

（2）甲状腺功能减退本身的症状（如面色苍白、表情淡漠、怕冷、非凹陷性水肿等）。

（3）经甲状腺素治疗后，疗效明显。

3.急性砷或铊中毒特征性症状

（1）感觉异常：经常是痛性的，也可伴有麻木，通常为多发性神经病的最早期表现。

（2）其余特征详见"肢体无力"。

4.酒精性多发性神经病特征性症状

（1）急性、慢性起病，对称性肢体远端麻木，运动功能障碍（双下肢先受累）。

（2）可伴有自主神经功能障碍（如直立性低血压、多汗、小便功能障碍、阳痿等）。

（3）多发性神经病可以单独出现，或与其他酒精相关性神经疾病合并发生（如韦尼克脑病、克萨科夫健忘综合征等）。

（4）有长期饮酒史。

（5）戒酒和补充维生素B1可能暂停症状的进展。

5.单上肢或下肢麻木 见于臂丛或腰丛损伤，常影响所有感觉，包括浅感觉和深感觉等，伴有相应神经支配区的肌肉或肢体无力等症状（详见"肢体疼痛"中的周围神经损伤）。

（二）脊髓

脊髓病变引起的肢体麻木症状复杂多变，常见的有分离性感觉障碍（深浅感觉分离）、感觉-运动分离、感觉平面以下所有感觉障碍等。主要见于脊髓炎、肿瘤、外伤、脊髓空洞症、多系统联合变性等。

分离性感觉障碍（图2）

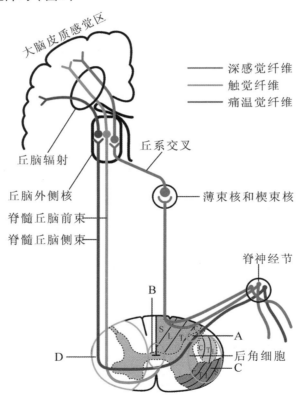

图2 分离性感觉障碍、深浅感觉分离和运动感觉分离的神经解剖功能示意。病变累及脊髓后角（A）出现偏侧节段性分离性感觉障碍；病变累及前连合（B）出现双侧节段性分离性感觉障碍；深浅感觉分离和运动感觉分离：病变累及脊髓侧索（锥体束和脊髓丘脑侧束）（C），出现病变平面以下上运动神经元受累，对侧浅感觉受累，双侧深感觉存在；发生一侧脊髓的半切（D），出现布朗-塞卡综合征，即病变平面以下深感觉和上运动神经元受累，对侧浅感觉受累，运动和深感觉正常

肢体疼痛（limb pain）是神经科常见的症状，可以单独作为主要的症状出现，如丘脑综合征，出现偏侧肢体强烈的疼痛和不适感；也可作为伴发症状见于其他疾病，如多发性肌炎的主要症状为无力伴有近端肌肉疼痛，吉兰-巴雷综合征的症状为肢体无力伴有肢体神经痛。近年来，由于他汀类药物在临床上的大范围应用，其引起的横纹肌溶解症在临床上逐渐被广大神经科医生所认识，丰富了肢体疼痛的内容等。

一、定义

此部分的肢体疼痛局限于肢体的自发痛，是指在没有任何外界刺激下，患者自发感觉肢体疼痛或明显不适。

二、定位提纲

（1）肌肉。

（2）周围神经。

（3）脊髓。

（4）脑干（脑桥、延髓）。

（5）丘脑。

三、定位的鉴别诊断

（一）肌肉

导致肌肉疼痛的疾病常见于肌肉劳损、多发性肌炎和横纹肌溶解症。

1.肌肉劳损　是一种急、慢性的反复积累的肌肉微细损伤。临床表现为肌肉无力、劳累、酸痛、持续性疼痛、酸胀、肌肉硬结、功能障碍、局部压痛、活动范围受限等症状。

2.多发性肌炎　主要见于四肢近端肢带肌的疼痛，详见"肢体无力"。

3.横纹肌溶解症 表现为肌肉疼痛、压痛、肿胀及无力等肌肉受累症状，常伴有发热、全身乏力、白细胞和（或）中性粒细胞比例升高等炎症反应的表现；特征性表现为茶色或红葡萄酒色尿，一部分患者可出现急性肾衰竭，有少尿、无尿等表现。

（二）周围神经

肢体周围神经疼痛是指沿肢体周围神经走行的肢体自发痛。常见的有臂丛神经痛、肋间神经痛、股外侧皮神经痛、股神经痛、坐骨神经痛、会阴神经痛。

1.臂丛神经痛 臂丛（图1）由C5～T1脊神经前支组成，主要支配上肢的运动及感觉，受损时可产生神经支配区域疼痛。

（1）臂丛神经痛特征性症状：

1）疼痛始于颈肩部，向同侧上肢扩散，持续性或阵发性加剧，夜间或上肢活动时明显。

2）臂丛分布区运动、感觉均障碍，腱反射减弱或消失。

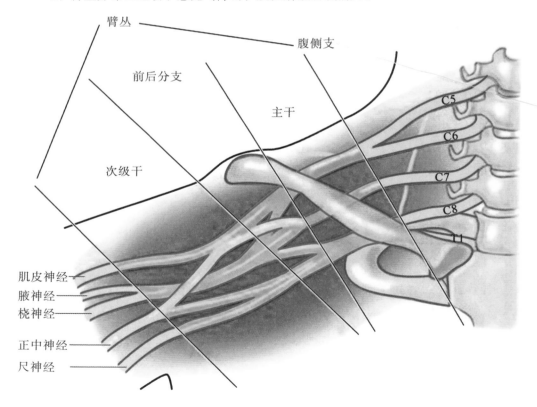

图1 臂丛解剖示意

3）臂丛牵拉试验和直臂抬高试验多呈阳性。

4）多为亚急性起病（如颈椎间盘突出、颈椎骨性关节病损伤周围神经），也可急性起病（如外伤）。

5）有时首发疼痛部位具有诊断参考意义：如首发于三角肌疼痛时，病变多位于C5神经根；自三角肌开始向前臂桡侧的放射痛，病变多位于C6神经根；自上臂、前臂背部向手部中指的放射痛，病变多位于C7神经根；上臂、前臂内侧向环指、小指的放射痛，病变多位于C8神经根；疼痛仅位于上肢前侧靠近尺侧，病变多位于T1神经根。

（2）臂丛神经痛病因：臂丛神经痛分为特发性和继发性两种，以继发性多见。继发性臂丛神经痛又分为根性臂丛神经痛和干性臂丛神经痛。根性臂丛神经痛多见于颈椎病（颈椎间盘突出、颈椎骨性关节病等）、颈椎结核、颈髓肿瘤等；干性臂丛神经痛多见于外伤、肺部肿瘤等。

（3）臂丛分支桡神经、尺神经、正中神经等损伤（图2）：

1）桡神经：是经常受损的臂丛分支，主要支配上臂、前臂和手背感觉；其运动功能更重要，支配腕伸肌群。损伤主要表现为：①腕下垂、拇指和各手指下垂（图2A），因此"垂腕"是典型的桡神经受损的症状。②拇指背侧和桡侧两个半手指背侧麻木。病因为外伤、以臂代枕的睡眠，偶见于铅中毒和酒精中毒。

2）尺神经：运动神经支配手部尺侧的掌屈，第4、5指和部分第3指的屈曲等。感觉神经支配手部尺侧的皮肤，包括掌侧的尺侧一个半手指和背侧的尺侧一个加紧邻的两个半手指的皮肤。尺神经损伤主要表现为第4、5指不能屈曲，如小鱼际肌萎缩，表现为"爪形手"（图2B）。病因为骨折、关节炎、滑囊炎等。

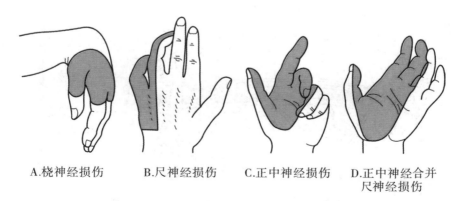

A.桡神经损伤　　B.尺神经损伤　　C.正中神经损伤　　D.正中神经合并尺神经损伤

图2　臂丛分支桡神经、尺神经、正中神经以及正中神经合并尺神经损伤

3）正中神经：运动神经支配前臂旋前，第1、2、3指屈曲等；感觉神经主要支配第1、2、3指的掌侧和背侧的末节以及第4指的桡侧半。正中神经受损主要表现为前臂旋前困难，第1、2、3指不能屈曲，形成"祝福手"或"扳机手"（图2C），如合并尺神经损伤，鱼际肌萎缩，手掌变平，拇指和示指靠近，形成"猿手"（图2D）。

2.肋间神经痛　是指肋间神经支配区域的疼痛综合征，分为原发性和继发性两种，二者临床症状不同。

（1）原发性肋间神经痛的特征性症状：

1）多为一侧痛，两侧痛者偶见。

2）疼痛严格循肋间神经支配区出现。

3）多呈发作性剧痛，发作时间短暂，有无痛间歇，在间歇期无任何症状。

4）客观检查无异常发现（如临床检查沿肋间神经分布区有感觉障碍、运动障碍与肌肉萎缩等客观所见，则多为继发性肋间神经痛）。

5）病理组织学检查也无阳性所见。

（2）继发性肋间神经痛特征性症状：

1）疼痛多沿一个或几个肋间分布。

2）呈持续性刺痛、灼痛，呼吸、咳嗽、喷嚏时加重。

3）查体可见相应肋间皮肤感觉过敏和肋骨缘压痛等。

4）带状疱疹性肋间神经痛在相应肋间可见疱疹，疼痛出现于疱疹前，疱疹消失后疼痛可持续一段时间。

（3）肋间神经痛病因（图3）：原发性肋间神经痛罕见且病因不明；继发性肋

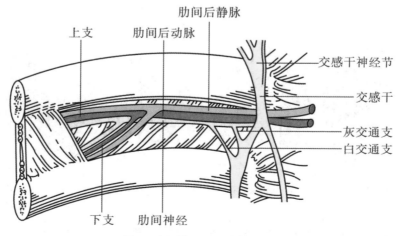

图3　肋间神经和血管解剖分布

（2）疼痛部位弥散、不固定。

（3）多呈发作性疼痛不适，部分可呈持续性疼痛。

（4）疼痛性质难以形容。

（5）伴痛觉过敏或痛觉降低，有时可有痛觉过度。

（6）疼痛可因各种情绪刺激而加重。

2.丘脑痛病因　主要见于脑血管病，责任血管多为大脑后动脉的深穿支——丘脑膝状动脉。该血管梗死影响丘脑的腹后外侧核从而引起疼痛（丘脑部肿瘤引起丘脑痛者极罕见）。

（五）脑干

引起疼痛的脑干病变主要位于脑桥和延髓。脑桥痛和延髓痛是指脑桥、延髓病变导致的肢体疼痛。

1.脑桥痛和延髓痛的特征性症状

（1）脑桥和延髓病变本身的特征性症状：脑桥病变多伴有面瘫、复视、眩晕、耳鸣、听力减退等；延髓病变多伴有吞咽困难、构音障碍等。

（2）交叉性疼痛（即病变同侧颜面部及对侧肢体疼痛），也可局限于肢体某一部位。

（3）疼痛多为持续性，在持续性的基础上有发作性加重（呈间歇性疼痛发作）。

（4）无论是持续性疼痛还是发作性疼痛，都可以由于皮肤的刺激而使之加剧，除了主观痛之外尚有感觉降低或感觉丧失。

（5）疼痛出现的时期不一，多数在病后即出现，有的于发病后数日、数周，甚至数月后才出现。

2.脑桥痛和延髓痛的病因　主要见于脑血管病、肿瘤、炎症（多发性硬化）等。

参考文献

［1］JORGEN R J. Can testing of six individual muscles represent a screening approach to upper limb neuropathic conditions? BMC Neurol, 2014, 14：90.

［2］LUIS F Q, JESSICA L R, MICHAEL P J. Peripheral Mechanisms of Ischemic Myalgia. Front Cell Neurosci, 2017, 11：419.

［3］NANNA B F, SIMON H, PETER K, et al. Neuropathic pain: an updated grading system for research and clinical practice. Pain, 2016, 157(8): 1599-1606.

[4] BOGDUK N. On the definitions and physiology of back pain, referred pain, and radicular pain. Pain, 2009, 147: 17-19.

[5] STYNES S, KONSTANTINOU K, DUNN K M, et al. Reliability among clinicians diagnosing low back-related leg pain. Eur Spine J, 2016, 25: 2734-2740.

[6] VISSER L H, NIJSSEN C C, TIJSSEN J J, et al. Sciatica-like symptoms and the sacroiliac joint: clinical features and differential diagnosis Eur Spine J, 2013, 22(7): 1657-1664.

[7] NICHOLSON B D. Evaluation and treatment of central pain syndromes. Neurology, 2004, 62: S30-S36.

[8] SYLVIA M G, CHRIS C P, SOPHIE L W, et al. Different Pain, Different Brain: Thalamic Anatomy in Neuropathic and Non-Neuropathic Chronic Pain Syndromes. J Neurosci, 2011, 31(16): 5956-5964.

肌肉萎缩（myatrophy）是各种病因导致的肌肉营养不良、体积缩小等病变，在神经科临床上常见。肌肉萎缩导致的肌无力、延髓麻痹等，可造成患者长期卧床、吞咽困难，甚至并发肺部感染、压疮等，极大地影响了患者的生活质量和生命安全，目前肌肉萎缩日益受到重视。肌肉萎缩分为肌源性肌肉萎缩和神经源性（包括失用性）肌肉萎缩，定位鉴别诊断对于肌肉萎缩的意义很大，可直接影响治疗和预后。

一、定义

肌肉萎缩是指由肌肉、神经病变所导致的横纹肌营养不良，肌纤维变细甚至消失，进而肌肉体积缩小，甚至肢体萎缩。肌肉萎缩除与肌肉组织本身的病变相关外，更与神经系统病变有密切关系，其中周围神经（包括脊髓的前角和脑干的神经核团）及自主神经等病变常导致肌肉营养不良，进而肌肉萎缩。

二、定位提纲

（1）肌肉。

（2）周围神经。

（3）脊髓。

（4）脑部。

三、定位的鉴别诊断

（一）肌肉

肌肉病变所致的肌肉萎缩一般多分布于四肢近端，即肢带肌。临床典型特征：四肢均累及，肌固有反射减弱或消失的程度与肌肉萎缩的程度一致；往往伴有明显的胸锁乳突肌萎缩、"斧削脸""翼状肩""肌球"及高尔征（Gower sign，患者仰卧位起立时，先俯卧位，依次屈膝、屈髋，用手支撑为俯跪位，然后用手按压膝部，依次慢慢站起）等。

常见于：①进行性肌营养不良（progressive muscular dystrophy, PMD），包括进行性假肥大性肌营养不良（又称迪谢内肌营养不良，DMD）、贝克肌营养不良（Becker muscular dystrophy，BMD）、面肩肱型肌营养不良（facio-scapulo-humeral muscular dystrophy，FSHD）、肢带型肌营养不良（limb-gridle type muscular dystrophy，LGMD）、埃默里-德赖弗斯肌营养不良（Emery-Dreifuss muscular dystrophy，EDMD）；②强直性肌病（强直性肌营养不良）；③多发性肌炎；④慢性甲状腺功能亢进性肌病等。

1.迪谢内肌营养不良　是进行性肌营养不良的最常见类型。

迪谢内肌营养不良特征性症状：

（1）典型的肌肉萎缩主要发生在疾病的晚期，表现为髋、下肢、躯干、肩、上肢肌肉均明显萎缩，而疾病早期多表现为肌肉假性肥大（因萎缩肌纤维周围被脂肪和结缔组织替代，故体积增大，但肌力减弱）。

（2）多3～5岁隐匿发病，表现为典型的高尔征。

（3）患儿12岁左右不能行走（贝克肌营养不良12岁可以行走，这是两者的不同处）。

（4）约30%的患儿有不同程度的智力障碍。

2.贝克肌营养不良　临床表现和迪谢内肌营养不良类似，但有其特征性的临床表现。

贝克肌营养不良特征性症状：

（1）起病年龄稍迟（5～15岁起病）。

（2）进展速度缓慢，病情较轻，12岁以后尚能行走，存活期接近正常生命年限。

（3）智力正常。

3.面肩肱型肌营养不良　临床肌肉萎缩的首发部位和迪谢内肌营养不良、贝克肌营养不良不同。

面肩肱型肌营养不良特征性症状：

（1）多在青少年起病。

（2）面部和肩胛带肌肉依次最先受累。

（3）病情进展缓慢，仅少数患者需坐轮椅，生命年限接近正常人。

（4）有家族史，常染色体显性遗传。

4.肢带型肌营养不良 肌肉萎缩的首发部位和其他类型不同。

肢带型肌营养不良特征性症状：

（1）多在10～20岁起病。

（2）首发症状多为骨盆带肌肉萎缩，逐渐发生肩胛带肌肉萎缩，面肌一般不受累。

（3）病情进展缓慢，平均起病后20年左右丧失劳动能力。

（5）可有家族史（呈常染色体显性或隐性遗传）。

5.埃默里–德赖弗斯肌营养不良 是一种临床上比较少见的肌营养不良类型。

埃默里–德赖弗斯肌营养不良特征性症状：

（1）5～15岁缓慢起病。

（2）疾病早期出现肘部屈曲挛缩和跟腱缩短、颈部前屈受限、脊柱强直而弯腰、转身困难。

（3）首先受累肌群主要为肱二头肌、肱三头肌、腓骨肌和胫前肌，继之出现骨盆带肌和下肢近端肌肉无力和萎缩。

（4）心肌损害明显。

（5）病情进展缓慢，患者常因心脏病而致死。

6.强直性肌营养不良 是肌营养不良中伴发肌张力增加的一种特殊类型。

强直性肌营养不良特征性症状：

（1）中年缓慢起病（多在30岁以后隐匿起病）。

（2）肌无力、肌肉萎缩、肌强直（肌强直在肌肉萎缩之前数年或同时发生），病情进展缓慢，病情严重程度差异较大，部分患者可无自觉症状。

（3）肌强直：表现为肌肉用力收缩后不能正常松弛，遇冷加重，需重复运动数次才能放松（主要影响手的动作、行走和进食）。

（4）肌无力和肌肉萎缩：常先累及手部和前臂肌肉，继而累及头面部肌肉，尤其是颞肌和咬肌萎缩最明显，呈"斧削脸"。

（5）"肌球"：用叩诊锤叩击四肢肌肉可见"肌球"（具有重要诊断价值）。

（6）有常染色体显性遗传家族史。

7.多发性肌炎 是一种病因不明的、由自身免疫性因素导致的，以肌无力、肌痛为主要表现的弥漫性肌肉炎症性疾病，除对称性四肢近端、颈肌、咽部肌肉无力和肌肉压痛外，常伴血清酶增高。

多发性肌炎肌肉萎缩特征性症状：

（1）肢体萎缩出现在疾病的晚期（肌无力数年后出现肌肉萎缩）。

（2）亚急性起病的四肢近端无力伴压痛，进行性加重，数周至数月达高峰（常从骨盆带肌开始，逐渐累及肩带肌肉）。

（3）肾上腺糖皮质激素治疗有良好疗效。

8.慢性甲状腺功能亢进性肌病 是慢性甲状腺功能亢进伴发的肌肉病变，不同于其他类型的肌肉萎缩。

慢性甲状腺功能亢进性肌病的萎缩特征性症状：

（1）伸肌无力重于屈肌。

（2）进行性、对称性四肢近端肌肉萎缩与肌力下降。

（3）甲状腺功能亢进，不伴感觉障碍。

（二）周围神经

周围神经病变时，该神经支配的肌群出现弥散性肌肉萎缩、无力，常同时伴有感觉障碍，不伴有肌纤维颤动。见于多发性神经病（酒精性多发性神经病、铅中毒性多发性神经病）、多灶性运动神经病（multifocal motor neuropathy, MMN）和腓骨肌萎缩症等。

1.酒精性多发性神经病 也称酒精中毒性周围神经病，为长期饮酒引起的一种最常见的并发症，其中运动、感觉和自主神经均可受累。

酒精性多发性神经病特征性症状：

（1）对称性双下肢远端肢体无力、感觉障碍。

（2）发病早期即可出现肢体萎缩（肌肉萎缩主要发生在小腿肌群），且可以很明显。

（3）可伴有自主神经症状（如直立性低血压、多汗、小便功能障碍、阳痿等）。

（4）多发性神经病可以单独出现，也可与其他酒精相关性神经疾病（如韦尼克脑病、克萨–科夫健忘综合征等）合并发生。

（5）有长期饮酒史。

（6）戒酒和补充维生素B1可能使症状的进展暂停。

2.铅中毒性多发性神经病 包括神经衰弱、多发性周围神经病和脑病等。

铅中毒性多发性神经病导致的肌肉萎缩特征性症状：

（1）肌肉萎缩多发生于桡神经支配的肌群。

（2）非对称性（与大多数金属中毒中引起的"对称性病变"不同）、进展性肢体无力，双上肢常较双下肢严重，通常无感觉障碍。

（3）急性脑病：如烦躁、嗜睡、精神障碍等。

（4）铅线（牙龈边缘变色，可呈蓝灰色或蓝黑色）。

3.多灶性运动神经病 又称多灶性脱髓鞘性运动神经病，是一种以运动神经受累为主的慢性多发性单神经病，是少见的脱髓鞘性周围神经病（详见"肢体无力"）。

多灶性运动神经病引起肌肉萎缩特征性症状：

（1）慢性进行性非对称性肢体远端无力、萎缩，以上肢为主。

（2）感觉正常。

（3）症状持续大于6个月。

（4）电生理特征为在运动神经上存在持续性多灶性传导阻滞。

4.腓骨肌萎缩症 也称遗传性运动感觉神经病（HMSN），具有明显的遗传异质性，临床主要特征是四肢远端进行性肌无力和萎缩伴感觉障碍（详见"肢体无力"）。

腓骨肌萎缩症肌肉萎缩特征性症状：

（1）慢性进行性对称性肢体远端肌肉萎缩和无力：病程早期主要累及双下肢，表现为足下垂、跨阈步态、易绊倒，数年后可累及双上肢。

（2）"鹤腿"征：肌肉萎缩累及小腿全部肌群和大腿肌群的下1/3。

（3）肌肉萎缩和无力通常自足和小腿开始，故患者可出现足下垂和弓形足。弓形足也可见于弗里德赖希共济失调（Friedreich ataxia，曾称少年脊髓型遗传性共济失调）、遗传性共济失调伴肌萎缩［又称鲁西-莱维综合征（Roussy-Lévy syndrome）］，两者都属于感觉性共济失调，在鉴别诊断中尤为重要。

肌源性肌肉萎缩与神经源性肌肉萎缩鉴别要点：①肌纤维颤动。肌纤维颤动的出现，提示为神经源性病变，主要是下运动神经元病变，尤其是脊髓前角病变，末梢神经病变一般没有肌纤维颤动，当肌肉严重萎缩，已达到完全萎缩的程度，肌纤维颤动也自然逐渐消失；而肌肉病变引起的肌肉萎缩绝无肌纤维颤动。②"肌球"。仅肌源性肌肉萎缩可能出现"肌球"，神经源性肌肉萎缩则无"肌球"。③肌源性肌肉萎缩多近端肌肉首先受累。④肌电图可以准确鉴别。

（三）脊髓

脊髓病变时往往在肢体远端产生肌肉萎缩，近端肌肉萎缩少见，即使有肌肉萎缩，也较远端轻。脊髓损害时在肌肉萎缩发展阶段可伴肌纤维颤动，有以下特点：①多为脊髓前角的病变。②一般出现于慢性脊髓损伤时，急性脊髓灰质炎时则无。③肌纤维颤动随着肌肉萎缩逐步严重也渐渐消失。

脊髓病变导致的肌肉萎缩常见于运动神经元病：①肌萎缩侧索硬化（amyotrophic lateral sclerosis, ALS）、进行性肌萎缩（progressive muscular atrophy，PMA）。②副肿瘤综合征：亚急性运动神经元病、副肿瘤性脊髓炎。③青少年上肢远端肌萎缩等。

1.肌萎缩侧索硬化　是上运动神经元和下运动神经元损伤之后导致的肢体肌肉萎缩（详见"肢体无力"）。

肌萎缩侧索硬化肌肉萎缩特征性症状：

（1）发病年龄在50岁左右，慢性起病，进展慢，病程以年为单位进展，双上肢肌肉萎缩，双手呈"鹰爪手"。

（2）常伴有明显的肌束震颤。

（3）双上肢肌无力，以远端起病，逐渐发展。

2.进行性肌萎缩　详见"肢体无力"。

进行性肌萎缩特征性症状：

（1）发病早于肌萎缩侧索硬化，30岁左右起病，双上肢明显肌肉萎缩和无力，双手呈"鹰爪手"。

（2）常伴有肌束震颤。

3.亚急性运动神经元病　也称副肿瘤性运动神经元病，是一种与患者自身免疫有关的疾病，急性、亚急性起病。

亚急性运动神经元病肌肉萎缩特征性症状：

（1）病程进展快，数月可以出现以下症状：双下肢无力、肌肉萎缩、肌束震颤、腱反射消失等下运动神经元损害（主要累及脊髓前角细胞）。

（2）多见于骨髓瘤和淋巴细胞增殖性肿瘤。

4.副肿瘤性脊髓炎　详见"肢体无力"。

副肿瘤性脊髓炎肌肉萎缩特征性症状：

（1）慢性进行性肢体肌无力、肌肉萎缩（多见于双上肢，呈对称性或不对称性）。

（2）最常见于小细胞肺癌（近一半患者血清或脑脊液中可查到抗Hu抗体）。

5.青年上肢远端肌萎缩 又称非进展性青少年上肢远端肌萎缩（non-progressive juvenile muscular atrophy of the distal upper limbs）或平山病（Hirayama disease），是一种良性自限性运动神经元疾病。

青少年上肢远端肌萎缩特征性症状：

（1）青年起病：发病年龄为14～24岁。

（2）男性多见：男女之比约为20∶1。

（3）肌肉萎缩的发病特点：多一侧上肢萎缩，起病隐匿，早期先表现为手指指力弱，继之手部肌肉萎缩并向前臂肌群蔓延。

（4）肌肉萎缩呈特殊分布：手部肌肉和前臂的一些肌群受累（肱桡肌不发生萎缩），自前臂中点以下变细（上臂肌群不发生萎缩）。

（5）约半数以上有肌纤维颤动。

（6）无感觉障碍。

（7）自主神经障碍比较明显，多在寒冷时出现局部发凉、呈冻僵状态（即所谓寒冷性麻痹）。

（8）预后好，此病1～3年内停止进展。

（四）脑部

脊髓以上脑部病变引起的肢体萎缩包括脑干的延髓、自主神经受累，以及肢体瘫痪晚期引起的失用性肌萎缩。临床上表现为延髓麻痹，舌肌萎缩、吞咽困难、饮水呛咳、构音障碍；面部肌肉萎缩，或（和）伴有偏侧肢体的肌肉萎缩；以及瘫痪肢体远端肌肉失用性萎缩，不伴肌纤维颤动。主要见于运动神经元病的进行性延髓麻痹（progressive bulbar palsy）、进行性面部偏侧萎缩［progressive facial hemiatrophy，又称帕里–龙贝格综合征（Parry Romberg syndrome）］、脑血管病。

1.进行性延髓麻痹 是运动神经元病的一种类型，主要为累及延髓疑核引起的一系列病变。

进行性延髓麻痹肌肉萎缩特征性表现：

（1）起病晚，50岁以后起病，发病少。

（2）肌肉萎缩多见于舌肌，临床上伸舌可以见到舌表面凸凹不平；合并唇肌和咽喉肌萎缩，咽反射减弱或消失。

（3）伴有后组脑神经受累的症状：构音障碍、吞咽困难、饮水呛咳、咀嚼无力等。

（4）依据有无上运动神经受累分为：真性和假性延髓性麻痹。

（5）进展快，多在1～2年内死于呼吸麻痹和肺部感染。

2.进行性面部偏侧萎缩　是一种少见的皮肤、皮下组织及面肌发育障碍的进行性萎缩病。

进行性面部偏侧萎缩特征性表现：

（1）起病隐匿，少年起病，个别至成年症状才明显，女性多见；发病少见，但临床中仍可见到一定的病例。

（2）患侧面部肌肉体积变小，可合并软腭、舌、颈胸，甚至进行性偏侧萎缩（progressive hemiatrophy）。

（3）面部皮肤萎缩，毛发脱落，呈"刀痕样"和"老人貌"。

（4）由于本病影响的是自主神经，有的患者可以有霍纳综合征（Horner syndrome）、汗腺分泌异常，以及眼部炎症和青光眼等。

（5）本病进展缓慢，有时候会突然停止进展，机制不明。

参考文献

［1］TAWIL R. Facioscapulohumeral muscular dystrophy. Neurotherapeutics, 2008, 5(4): 601-606.

［2］FLANIGAN K M. The muscular dystrophies. Semin Neurol, 2012, 32(3): 255-263.

［3］LEUNG D G, WAGNER K R. Therapeutic advances in muscular dystrophy. Ann Neurol, 2013, 74(3): 404-411.

［4］TIRYAKI E, HORAK H A. ALS and other motor neuron diseases. Continuum (Minneap Minn), 2014, 20(5 Peripheral Nervous System Disorders): 1185-1207.

［5］STATLAND J M, TAWIL R. Facioscapulohumeral Muscular Dystrophy. Continuum (Minneap Minn), 2016, 22(6, Muscle and Neuromuscular Junction Disorders): 1916-1931.

［6］FALSAPERLA R, PRATICO A D, RUGGIERI M, et al. Congenital muscular dystrophy: from muscle to brain. Ital J Pediatr, 2016, 42(1): 78.

［7］MORRISON B M. Neuromuscular Diseases. Semin Neurol, 2016, 36(5): 409-418.

［8］HIGHTOWER R M, ALEXANDER M S. Genetic modifiers of Duchenne and facioscapulohumeral muscular dystrophies. Muscle Nerve, 2018, 57(1): 6-15.

［9］ANDREWS J G, LAMB M M, CONWAY K, et al. Diagnostic Accuracy of Phenotype Classification in Duchenne and Becker Muscular Dystrophy Using Medical Record Data1. J Neuromuscul Dis, 2018, 5(4): 481-495.

［10］FLANIGAN K M. Duchenne and Becker muscular dystrophies. Neurol Clin, 2014, 32(3):671-688,

［11］SCHULTA K P, DONG E, TRUONG T A, et al. Parry Romberg Syndrome. Clin Plast Surg, 2019, 46(2): 231-237.

［12］TORELLA A, ZANOBIO M, ZEULI R, et al. The position of nonsense mutations can predict the phenotype severity: A survey on the DMD gene. PLoS One, 2020, 15(8): e0237803.

8 二便障碍

　　二便障碍（incontinence）是指各种病变导致的大、小便功能受损，从而影响正常的大、小便。二便障碍是神经科常见的症状，常提示脊髓病变，这是大多数医生都已经掌握的知识。然而，除脊髓病变以外，皮质、脑干，以及周围神经的病变也可以导致二便障碍的发生。

一、定义

　　二便障碍包括排尿障碍（dysuresia）和排便障碍（dysporia），是自主神经受损的重要表现之一。排尿和排便受高级、次级、低级中枢的支配，其中低级中枢的支配分为副交感神经支配和交感神经支配。因此虽然二便障碍症状单一，但其内在机制复杂，累及神经病变定位众多，导致二便障碍的分类也不尽相同。

二、定位提纲

　　简单地讲，支配膀胱和肛门的神经分为三部分：脊髓上反射中枢、脊髓反射中枢、脊髓下周围神经（交感神经、副交感神经、躯体神经）。这些神经共同作用来完成正常的排尿和排便。排尿和排便功能，以排尿的功能最为复杂，本篇主要探讨排尿功能（图1）。

　　1.脊髓上反射中枢　　皮质（主要为中央前回上部的旁中央小叶）、丘脑下部、脑干的脑桥。其中皮质和丘脑下部对膀胱起抑制作用，而脑桥则支配排尿时膀胱持续有力地收缩。

　　2.脊髓反射中枢　　由于排尿（和排便）属于自主神经的功能，因此支配排尿的副交感中枢在圆锥S2~4的侧角和前角，而交感神经的脊髓中枢则在T11~L3。

　　3.脊髓下周围神经　　分为副交感神经、交感神经和躯体神经三种，都具有传入和传出两条纤维：①副交感神经的传入纤维主要经盆神经传导本体觉和尿道感觉；副交感神经的传出神经主要参与排尿，促进逼尿肌收缩，内括约肌松弛。②交感神经的传入纤维主要传导膀胱的压力，使人有膀胱充满的胀痛觉；而交感神经的传出纤

失语（aphasia）和构音障碍（dysarthria）是神经科常见的临床症状之一，这组症状的很多患者都是以"言语模糊"或者"言语不清"，甚至"说话困难"和"答非所问"等为主诉而就诊。在临床上，虽然失语和构音障碍是一组非常相似的症状，但是导致相似症状的定位是截然不同的，而且相关的定位也是完全不同的病因造成的，因此准确区分失语和构音障碍，对于其定位、定性、定因有决定性的作用，在临床实践过程中，对诊疗思路是一个很大的锻炼。

一、定义及鉴别诊断

失语是指在神志清楚、发音器官完好的情况下，由于大脑皮质功能损害导致的语言功能障碍；而构音障碍是指患者具有语言的接收及形成能力，仅由于发音器官功能异常导致的在最后的语言形成阶段不能产生正常的语言。失语与构音障碍主要从5个方面来鉴别：

1. **语言的内容**　语言的内容又分5个方面。

（1）音调：主要看音调的高低是否一致，音调异常多为构音障碍。

（2）节律：语音的节律前后是否相同，节律不一致多为构音障碍。

（3）语言的内容：言不达意，说错话者多为失语；可为感觉性失语，也可为运动性失语。

（4）找词困难：找词困难、找错词多为失语。感觉性失语、运动性失语、命名性失语均可出现。

（5）语言内容的逻辑性：说话不符合逻辑多为失语。主要为感觉性失语，也可为运动性失语。

2. **语言的理解**　语言理解困难多为感觉性失语。

3. **语言的复述**　不能复述的多为失语。感觉性失语、运动性失语、传导性失语的语言重复能力差，命名性失语也有轻度的复述功能障碍，经皮质感觉性失语、经皮质运动性失语和经皮质混合性失语复述功能保留。

4.命名的功能 各型失语均有不同程度的命名障碍，而构音障碍都能命名。

5.书写能力 构音障碍者都可以书写，各型失语者均有不同程度的书写障碍。运动性失语的中枢[优势半球布罗卡区（Broca's area）]和书写中枢（优势半球的额中回后部）的解剖学位置较近，易互相影响；同样，如果优势半球颞上回的感觉性语言中枢[韦尼克区（Wernicke's area）]病变，患者对语言理解障碍，无法按照要求书写出相关内容。

最后要强调的是，书写功能是鉴别失语与构音障碍的最重要、最直接、最简单的方法。例如，让患者写出医生所要求的内容，患者无法写出或写错，为失语；患者能正确写出，为构音障碍。其内在的机制为：如患者为感觉性失语，因其听不懂医生的要求，所以写不出医生要求的内容；如患者为运动性失语，虽然可以听懂医生的要求，但是由于书写功能受到影响，因此也写不出医生要求的内容；而构音障碍的患者，既可以听得懂，书写功能也不受影响，所以能够正确写出医生要求的内容。

二、定位提纲

1.失语 大脑皮质不同区域功能损害，构成了8种不同的失语类型（图1）。

（1）运动性失语：优势半球外侧裂上方和额下回后部交界（布罗卡区）。

（2）感觉性失语：优势半球颞上回后部（韦尼克区）。

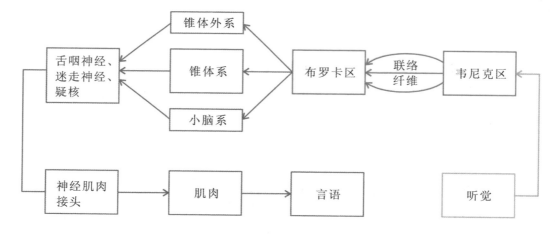

图1 失语与构音障碍的定位鉴别诊断。听觉形成后，抵达颞上回中部的听觉中枢，进而到达颞上回后部的感觉性语言中枢（韦尼克区），通过经皮质的联络纤维到达额叶的运动性语言中枢（布罗卡区），再通过锥体束传导冲动信号，在锥体外系和小脑系的协调下，到达脑干后组脑神经，发出神经到达发音的肌肉组织和语言的发声器官，使得言语节律、音调、语气等和谐一致，这就是语言形成的过程

（3）传导性失语：优势半球韦尼克区和布罗卡区之间的联络纤维。

（4）经皮质运动性失语：优势半球额叶分水岭区。

（5）经皮质感觉性失语：优势半球颞、顶叶分水岭区。

（6）经皮质混合性失语：优势半球额、颞、顶叶分水岭区。

（7）命名性失语：优势半球颞中回后部。

（8）皮质下失语：内囊基底核区、脑室周围白质、丘脑。

2.构音障碍 构音障碍可发生在6个定位的区域（图1）

（1）锥体系（皮质运动中枢、岛盖前区、内囊膝部、脑桥）。

（2）小脑系（小脑蚓部、与小脑联络的神经纤维）。

（3）锥体外系。

（4）后组脑神经（舌咽神经、迷走神经、疑核）、面神经。

（5）神经肌肉接头。

（6）肌肉。

三、定位的鉴别诊断

（一）失语

失语是由优势半球大脑皮质语言代表区病变所致。根据语言功能区损害部位的不同，临床可表现为运动性失语、感觉性失语、传导性失语、经皮质运动性失语、经皮质感觉性失语、经皮质混合性失语、命名性失语等，多见于脑血管病（图2）。

1.运动性失语的特征性症状

（1）明显的口语表达障碍，表现为患者能理解他人的语言，但不能正确表达自己想要表达的内容，并且也不知道自己表达的是什么。

（2）复述障碍。

（3）书写障碍：书写中心位于优势半球额中回的后部，邻近位于额下回后部的运动性语言中枢。一般情况下，运动性失语多影响书写功能（图3）。书写障碍多见于大脑中动脉上皮质分支栓塞引起的优势半球额下回后部病变，也可见于肿瘤等占位病变。

2.感觉性失语的特征性症状

（1）严重的听理解障碍（表现为患者听觉正常，也可以说话，但不能理解别人和自己说话的意思）。

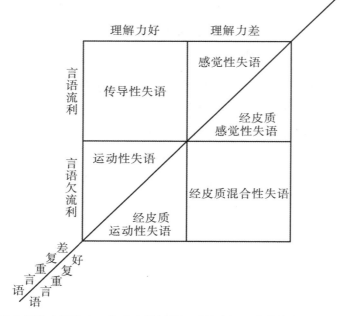

图2 各种失语的主要特点。临床上常见的运动性失语和感觉性失语的语言重复能力差，其中运动性失语理解力好，但是言语欠流利；感觉性失语则反之，理解力差，但言语流利，传导性失语是最不易觉察的一种，能听能说，仅仅不能重复或复述；经皮质运动性失语、经皮质感觉性失语，除具有良好的语言复述能力外，其他同运动性失语、感觉性失语。经皮质混合性失语和传导性失语则相反，语言重复能力好，但听理解力和语言的流利性都较差

（2）复述障碍。

（3）书写障碍。

同样，大多数感觉性失语的患者，由于听理解障碍，不能命名（图3）。多见于大脑中动脉下皮质分支栓塞引起的优势半球颞上回后部病变，也可见于炎症等病变

3.传导性失语的特征性症状（图3）

（1）复述障碍明显。

（2）听理解基本正常，受累轻。

（3）口语表达障碍：语言流畅，伴有发音不准确。

综上所述，传导性失语最典型的特点：复述障碍和听理解障碍不成比例。此外书写也有不同程度的损害。传导性失语的机制：损及顶叶岛盖区、弓状束，即阻断了韦尼克区到布罗卡区的传导，使重复言语困难；因未累及韦尼克区和布罗卡区，故而听理解功能好，并完整保持了音节分明的流利语言。这就是导致言语流利而错乱，理解良好但重复言语极差的传导性失语的内在机制。

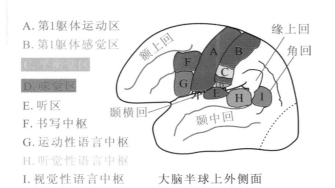

A. 第1躯体运动区
B. 第1躯体感觉区
C. 平衡觉区
D. 味觉区
E. 听区
F. 书写中枢
G. 运动性语言中枢
H. 听觉性语言中枢
I. 视觉性语言中枢

大脑半球上外侧面

图3 大脑皮质和失语相关的功能区。如图所示，在额中回、额下回的后部，分别分布着书写中枢和语言运动中枢，两者位置相近，病变常常互相影响。同样，颞上回后部的感觉性语言中枢与额中回后部的命名中枢、顶下小叶的角回的视觉性语言中枢（阅读中枢）邻近，若发生病变可互相影响

> 经皮质失语（transcortical aphasia），从英文的字面意思讲trans-是"穿过、经过"的意思，相对于皮质性失语，经皮质失语的意思是指经过皮质的语言功能区，在皮质语言功能区的周围或者分水岭区域导致的一种失语。

4. 经皮质运动性失语的特征性症状

（1）类似运动性失语，但程度较运动性失语轻，同时患者复述功能完整保留，病变部位在外侧裂周的外围，而外侧裂周区语言的听理解和发音转换系统完整，故复述可保留，与分水岭区有关。

（2）书写能力有不同程度的损害。经皮质运动性失语病变部位在优势半球额叶布罗卡区周围，包括其前部或上部；也可累及优势半球额下回前部或中部；额中回后部或额上回。本症多见于优势半球额叶分水岭区的脑梗死。

5. 经皮质感觉性失语的特征性症状

（1）类似感觉性失语，但程度较感觉性失语轻，同时患者复述功能完整保留，但常不能理解复述内容的含义。

（2）书写能力有不同程度的损害。多见于优势半球颞、顶叶分水岭区的脑梗死，或者颞上回韦尼克区周围的脑梗死。

6. 经皮质混合性失语的特征性症状

（1）患者既听不懂，又不会说，但患者复述功能保留，同时不能理解复述的含义。

（2）书写能力有不同程度的损害。多见于优势半球额、颞、顶叶分水岭区脑梗死。

7. 命名性失语 命名的中枢位于颞中回后部，以及优势侧的颞上回后部的韦尼克区、听觉中枢附近。命名性失语又名遗忘性失语。

命名性失语的特征性症状：

（1）命名不能（令患者说出指定物体的名称时，仅能叙述该物体的性质和用途）。

（2）经人告知指定物体名称后，患者马上可将物体名称说出，但经过几分钟之后，再次忘记，此为与运动性失语的不同之处，运动性失语经人提示也不能命名物体名称。

（3）复述、书写障碍轻。多见于大脑中动脉下皮质分支栓塞引起的优势半球颞中回后部病变。

8.皮质下失语 一般认为失语主要是皮质的语言及相关功能区受损或者皮质和皮质下同时受累导致的一组特殊的症状。近年来语言治疗学的进展，认为单纯皮质下病变也可以引起失语综合征，和典型的失语不一样，常见的病变分为丘脑性失语、基底核性失语（曾称基底节性失语）等；病变常位于丘脑、内囊基底核区（基底核不包括丘脑）及脑室周围白质。

（1）丘脑性失语的特征性症状：①言语减少或缄默；②命名性失语、找词困难；③对复杂命令不理解；④阅读及书写障碍，复述好，大多有记忆障碍。丘脑性失语的预后一般良好，多可在几周内恢复，可留有命名障碍。临床上多见于丘脑后穿通动脉栓塞引起的丘脑梗死。

（2）基底核性失语（basal ganglion aphasia，BGA）：病灶多位于基底核，包括壳核、尾状核、苍白球区等。特征性症状：①构音障碍、低音调；②可有错语，口语理解相对较好；③复述能力保留；④命名、阅读及书写均有障碍。基底核性失语有些类似经皮质运动性失语，也有些类似经皮质感觉性失语，此类失语常同时合并有偏瘫症状，预后较好。临床多见于基底核区的脑血管病。

（二）构音障碍

构音障碍是指由支配语言功能的神经（包括锥体束和周围神经）、协调系统（小脑系和锥体外系）、神经肌肉接头、肌肉病变导致的与言语有关的肌肉麻痹、收缩力减弱或运动不协调所引发的言语障碍。所以，从大脑到肌肉本身的病变都可引起言语症状。然而不同病变部位可产生不同特点的构音障碍，下面以构音障碍由内向外的各种不同定位来叙述其特点。

1.锥体系 一侧舌咽、迷走神经核团等接受双侧锥体束的支配，所以单侧上运动神经元损害并不造成明显的构音障碍；如一侧锥体束病变累及面神经、舌下神经，可引起对侧中枢性面瘫和舌瘫，导致轻微的构音障碍，仅唇和舌承担的辅音部分不清晰，多见于脑血管病。

此外，一种少见的皮质型假性球麻痹——岛盖综合征（Opercular syndrome），也称Foix-Chavany-Marie综合征（Foix-Chavany-Marie syndrome, FCMS），因双侧前岛盖区病变，可导致构音障碍，但同时伴有双侧周围性面瘫等。多见于缺血性脑卒中，因前岛盖区域由大脑中动脉外侧裂支供血，对缺血非常敏感，故双侧大脑中动脉外侧裂支缺血可导致FCMS。FCMS特点见"面瘫"。

2.小脑系 此类构音障碍是由小脑蚓部或与小脑联系的神经纤维病变导致的构音器官肌肉运动不协调所致，又称共济失调性构音障碍。表现为暴发性语言或吟诗样语言。主要见于脑血管病，如小脑蚓部等部位梗塞或出血；炎症性疾病，如多发性硬化、Bickerstaff脑干脑炎；变性性疾病，如多系统萎缩；小脑遗传性疾病，如脊髓小脑性共济失调、家族性小脑皮质萎缩；占位性疾病，如小脑蚓部髓母细胞瘤等。

3.锥体外系 此种构音障碍系由构音器官肌张力高、震颤等因素引起。症状特点：言语徐缓、音节颤抖样融合等。主要见于变性性疾病，如帕金森病、多系统萎缩、路易体痴呆、进行性核上性麻痹、皮质基底核变性、威尔逊病、亨廷顿病等。

4.后组脑神经、面神经 与发音相关最主要的脑神经是迷走神经、舌咽神经、面神经和疑核，主要见于发生于延髓的脑血管病，如瓦伦贝格综合征（Wallenberg syndrome）、德热里纳综合征（Dejerine syndrome）；炎症性疾病，如脑干脑炎、吉兰-巴雷综合征；变性性疾病，如橄榄核变性、进行性延髓麻痹、延髓空洞症、肿瘤等。

5. 神经肌肉接头 主要见于重症肌无力。重症肌无力随着病情进展，可累及面部肌肉和口咽肌，引起构音障碍。特征性症状：连续说话后言语不清，休息后好转。

6.肌肉 肌肉病主要见于进行性肌营养不良、强直性肌病。

（1）进行性肌营养不良：主要见于面肩肱型肌营养不良。特征性症状见"肢体无力"。

（2）强直性肌病：强直性肌营养不良和先天性强直性肌病均可出现构音障碍。

前者特征性症状：伴有身体其他部位肌强直、肌无力和肌肉萎缩等。后者特征性症状：与前者相比，无肌肉萎缩，表现为肌肥大和肌力基本正常。强直性肌营养不良和先天性强直性肌病均为常染色体显性遗传疾病，有家族史。

参考文献

［1］PIMENTAL P A. Alterations in communication. Biopsychosocial aspects of aphasia, dysarthria, and right hemisphere syndromes in the stroke patient. Nurs Clin North Am, 1986, 21(2): 321-337.

［2］GROSSMAN M, ASH S. Primary progressive aphasia: a review. Neurocase, 2004, 10(1) :3-18.

［3］JORDAN L C, HILLIS A E. Disorders of speech and language: aphasia, apraxia and dysarthria. Curr Opin Neurol, 2006, 19(6): 580-585.

［4］MEI C, MORGAN A T. Incidence of mutism, dysarthria and dysphagia associated with childhood posterior fossa tumour. Childs Nerv Syst, 2011, 27(7): 1129-1136.

［5］FLOWERS H L, SILVER F L, FANG J, et al. The incidence, co-occurrence, and predictors of dysphagia, dysarthria, and aphasia after first-ever acute ischemic stroke. J Commun Disord, 2013, 46(3): 238-248.

［6］ALI M, LYDEN P, BRADY M, et al. Aphasia and Dysarthria in Acute Stroke: Recovery and Functional Outcome. Int J Stroke, 2015, 10(3): 400-406.

［7］LEVIN J, BAK T H, ROMINGER A, et al. The association of aphasia and right-sided motor impairment in corticobasal syndrome. J Neurol, 2015, 262(10): 2241-2246.

［8］NAKANO A, SHIMOMURA T. Dominant Thalamus and Aphasia. Brain Nerve, 2015, 67(12): 1495-1498.

［9］PARISSIS D, IOANNIDIS P, PAPADOPOULOS G, et al. Charcot-Marie-Tooth Disease 1X Simulating Paraparetic Guillain-Barre Syndrome. Neurologist, 2017, 22(6): 234-236.

［10］KWON M, SHIM W H, KIN S J, et al. Transcortical Sensory Aphasia after Left Frontal Lobe Infarction: Loss of Functional Connectivity. Eur Neurol, 2017, 78(1-2): 15-21.

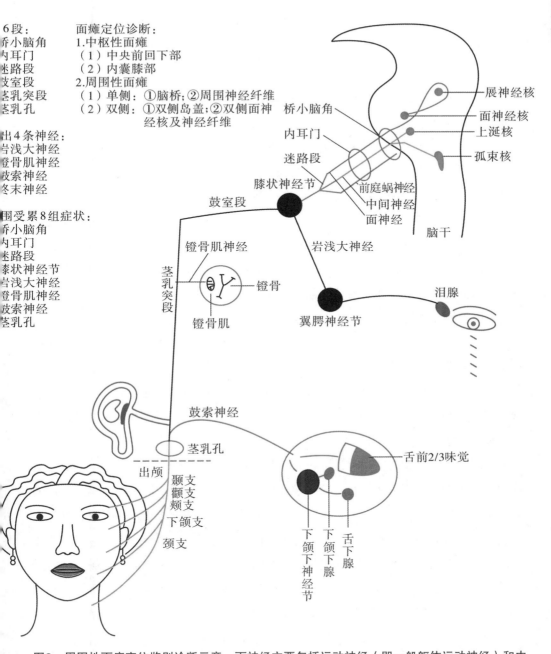

6段：
乔小脑角
内耳门
迷路段
鼓室段
茎乳突段
茎乳孔

出4条神经：
岩浅大神经
镫骨肌神经
鼓索神经
终末神经

围受累8组症状：
乔小脑角
内耳门
迷路段
膝状神经节
岩浅大神经
镫骨肌神经
鼓索神经
茎乳孔

面瘫定位诊断：
1.中枢性面瘫
（1）中央前回下部
（2）内囊膝部
2.周围性面瘫
（1）单侧：①脑桥；②周围神经纤维
（2）双侧：①双侧岛盖；②双侧面神经核及神经纤维

展神经核

面神经核

上涎核

孤束核

桥小脑角

内耳门

迷路段

膝状神经节

前庭蜗神经

中间神经

面神经

脑干

鼓室段

岩浅大神经

镫骨肌神经

茎乳突段

镫骨

镫骨肌

翼腭神经节

泪腺

鼓索神经

茎乳孔

出颅

颞支
颧支
颊支
下颌支

颈支

舌前2/3味觉

下颌下神经节

下颌下腺

舌下腺

图2　周围性面瘫定位鉴别诊断示意：面神经主要包括运动神经（即一般躯体运动神经）和中间神经（副交感和特殊内脏感觉部分）2部分。面神经起自脑桥的面神经核，经过桥小脑角、内耳门等，最后到达茎乳孔，分布于面部表情肌；中间神经的副交感神经则起自脑桥上涎核，经过翼腭神经节和下颌下神经节等，最后分布于泪腺、舌下腺和下颌下腺（也称颌下腺）等；中间神经的特殊内脏感觉主要是指味觉，起自舌前2/3味蕾，中枢支止于脑干的孤束核。一般躯体感觉，起自面部深感觉和耳部浅感觉，最后抵达中央后回的感觉中枢

（3）一般躯体感觉神经支配面部深感觉（注意：面部浅感觉由三叉神经及三叉神经脊束核支配，并不是面神经支配）和耳部浅感觉，经过膝状神经节、中间神经、三叉神经脊束核交叉到对侧，随感觉传导通路到中央后回（见"肢体麻木"图1）。

（4）特殊内脏感觉神经主要是味觉纤维，胞体位于膝状神经节，周围支经过鼓索神经，分布于舌前2/3味蕾，中枢支止于脑干的孤束核。

面神经是一个比较特殊的脑神经：①是人体中穿过骨管的最长的脑神经，这也是其为何容易受累，而且受累后症状复杂的原因（如图2所示有8组受累症状）。②常常令人迷惑的是鼓索神经（起于面神经管，后加入舌神经），含有中间神经的特殊内脏传入（味觉）纤维和副交感节前（一般内脏传出）纤维。其中内脏运动纤维于下颌下神经换元后支配下颌下腺和舌下腺分泌，而内脏感觉纤维则分布于舌前2/3黏膜，传入味觉冲动。即既传导味觉，又传出支配腺体。③面神经定位对病变的定性和定因有重要作用，对治疗起指导作用。

2.周围性面瘫的分类　周围性面瘫是指临床表现为一侧（常指单侧）或双侧面肌瘫痪（咀嚼肌属于三叉神经支配，周围性面瘫不影响咀嚼肌），即患侧额纹变浅或消失（额肌）、不能皱眉（皱眉肌）、睑裂变大、眼睑闭合无力（眼轮匝肌）、贝尔征（Bell sign）阳性（用力闭眼时眼球向外方转动及显露白色巩膜）、鼻唇沟变浅、口角下垂（颊肌）、露齿时口角偏向健侧、鼓腮漏气、不能吹口哨、食物残渣存于颊部与牙龈之间（口轮匝肌）。

当周围性面瘫病变轻微时，易和中枢性面瘫混淆，两者的鉴别点如下：①睫毛征阳性。正常人在用力闭眼时睫毛多隐藏在上、下眼睑之内。周围性面瘫病变轻微时，患者可以闭眼，但患者用力闭眼时，睫毛外露，不能隐藏于上、下眼睑内；或者睫毛可以短时间内隐藏于上、下眼睑内，但经过短暂时间之后，轻度麻痹侧的睫毛即慢慢显露出来。②眼睑震颤现象：用力闭双眼，检查者用力扳面瘫侧闭合的上睑，可感到一侧上睑有微细的肌肉挛缩性颤动现象，提示存在轻度周围性面瘫。③瞬目运动不协调。可见双侧瞬目运动不对称，此种现象意义较大，如做瞬目运动时，轻度周围性面神经麻痹侧瞬目运动缓慢且不完全。

（1）单侧周围性面瘫（9种定位）：

1）脑桥：当脑桥病变累及面神经核时，可引起周围性面瘫。

脑桥受累的特征性症状：

A.周围性面瘫，多为单侧。

B.长束征：长束指通过脑桥的传导束，包括锥体束、脊髓丘脑束、前庭脊髓束、脊髓小脑束、三叉脊髓束和内侧纵束等，多同时伴有偏瘫、偏身麻木、共济失调、复视、侧视麻痹等症状。

C.交叉性运动和感觉障碍：一侧周围性面瘫伴对侧肢体瘫痪，以及同侧面部和对侧躯体的交叉性感觉障碍（此时三叉丘脑束尚未交叉到对侧）。

D.多累及面神经核周围的神经核团：主要是展神经，原因为面神经上行环绕展神经核后，下行出脑干，故而常同时伴有展神经受累，引起面瘫侧眼球外展受限；也累及三叉脊束核，导致同侧的面部浅感觉障碍。

脑桥病变导致的周围性面瘫多见于脑血管病、Bickerstaff脑干脑炎、脑干肿瘤等。

以下为8种周围神经纤维定位的鉴别诊断。

2）桥小脑角：由于面神经的运动支和中间神经、Ⅷ对脑神经（前庭蜗神经）相邻，通过桥小脑角，故特征性表现如下：

A.同侧周围性面瘫（包括同侧舌前2/3味觉丧失、唾液和泪液分泌减少，不伴听觉过敏，无重听——蜗神经受累）。

B.同侧耳鸣、耳聋。

C.周围性眩晕和前庭性共济失调。

如病变范围较大或扩大，桥小脑角病变可累及邻近的结构，包括脑桥（眼球震颤、同侧凝视麻痹等）、小脑脚和小脑（小脑性共济失调）、三叉神经（同侧面部三叉神经痛或浅感觉改变）、展神经（同侧眼外直肌麻痹）等。

3）内耳门：内耳门内有面神经、中间神经、听神经通过。故内耳门受累与桥小脑角受累特征性症状类似。不同处：病变范围不会影响脑桥、小脑、三叉神经等。

4）迷路段：面神经运动支和中间神经进入面神经管，前庭蜗神经在迷路段前与面神经等分开，进入面神经管，因此迷路段受累，不累及蜗神经和前庭神经。其特征性症状包括：①可引起听觉过敏（重听），若病变在该神经远端，则无重听；②不伴周围性眩晕。

迷路段短而窄，全长3～4 mm左右，易于发生炎症和血管缠结，是面神经受累常见部位。颈外动脉的耳后动脉茎乳突支、脉络膜中动脉浅支病变可刺激面神经，导致面肌痉挛。特点：①发病早期多为患侧眼轮匝肌间歇性抽搐，后逐渐扩散至患侧面部其他面肌，以口角肌肉抽搐最为明显，严重时可累及同侧颈阔肌；②紧张、疲倦、自主运动时抽搐加剧；③入睡后停止；④多单侧发病，双侧发病者少见。

5）膝状神经节：膝状神经节受累患侧鼓膜、外耳道等处可见疱疹，引起外耳道和耳郭的剧烈疼痛，见于拉姆齐–亨特综合征（Ramsay-Hunt syndrome），病因为潜伏的水痘带状疱疹病毒再活化使膝状神经节受累导致周围性面神经麻痹、听觉过敏、味觉受损、唾液和泪液分泌减少、膝状神经节神经痛，以及累及鼓膜、外耳道等处的疱疹。由于膝状神经节是唯一病毒可感染的部位，故此定位极具临床价值，是周围性面瘫唯一需要抗病毒治疗的部位。

6）岩浅大神经：岩浅大神经受累表现为患侧泪液分泌障碍和鳄鱼泪综合征。岩浅大神经从膝状神经节发出，至翼腭神经节换元，节后纤维分布于泪腺，受累可导致泪液分泌受损；当面神经麻痹后易在短期内出现鳄鱼泪综合征（几乎所有报道的鳄鱼泪综合征都是数月出现，和临床不相符，特指出）。鳄鱼泪综合征也称Bogoard综合征，表现为患者进食时流泪，系由于泪腺和唾液腺纤维发生短路交叉，进食时刺激唾液腺纤维，进而刺激泪腺纤维所致。

7）镫骨肌神经：镫骨肌神经受累表现为听觉过敏（重听）。镫骨肌神经发自面神经垂直段的上段，穿骨壁入鼓室后至镫骨肌，此神经可随着听刺激的强弱，反馈性地调节镫骨肌的收缩，防止过听。

8）鼓索神经：鼓索神经受累表现为味觉受损（患者舌前2/3味觉丧失）、唾液分泌较少（临床易忽略）。鼓索神经发自面神经垂直段的下段，鼓索神经含有内脏感觉和内脏运动两种纤维，司味觉和下颌下腺、舌下腺的分泌。

9）终末神经（面神经主干）：即茎乳孔段及远端。终末神经受累表现为单纯周围性面瘫，不伴有听觉过敏、味觉受损、鳄鱼泪综合征、耳部疱疹等。

周围神经纤维病变导致的单侧周围性面瘫最常见于炎症（面神经炎）、感染（中耳炎、迷路炎、乳突炎、腮腺炎等继发的面神经麻痹），以及颈外动脉的血管缠结等。其中桥小脑脚的病变多见于肿瘤（听神经瘤、桥小脑脚脑膜瘤等）。

（2）双侧周围性面瘫（2种定位）：双侧周围性面瘫不同于单侧周围性面瘫，在临床上也不少见，特征性表现为双眼不能闭合，不能鼓腮或鼓腮无力，可以见到双眼贝尔麻痹（特发性面神经麻痹），或双眼睫毛征阳性等。

1）中枢性双侧周围性面瘫：定位在双侧岛盖，即Foix-Chavany-Marie综合征（FCMS）。

中枢性双侧周围性面瘫特征性症状：

A.自主–随意运动分离，比如：患者可以"自主"大笑，但不能听从指令"随意"大笑，表现为面部表情肌、舌肌、咀嚼肌、咽喉肌及臂丛支配肌肉随意运动麻痹，而自主、反射运动保留，如吸吮反射、咽反射、打哈欠、大笑等，故称为自主–随意运动分离。

B.特殊面容：因患者面部表情肌、咀嚼肌、咽喉肌等麻痹，故可导致特殊面容，多为面无表情、嘴巴半张伴流涎。

C.多见于缺血性脑卒中，前岛盖区域由大脑中动脉外侧裂支供血，对缺血非常敏感，故双侧的大脑中动脉外侧裂支缺血可导致FCMS。

2）周围性双侧周围性面瘫：面神经核及其发出的神经纤维受累，最常见于面神经的脱髓鞘病变，如吉兰–巴雷综合征（Guillain Barré syndrome）、梅克松–罗森塔尔综合征（Melkersson-Rosenthal syndrome，又称复发性唇面肿胀面瘫综合征）等。

A.吉兰–巴雷综合征引起双侧周围性面瘫的主要临床特点：

a.双侧周围性面瘫：脑神经受累以双侧面神经麻痹最常见，这是吉兰–巴雷综合征的特征性表现。

b.常有前驱感染史，病前1～3周常有呼吸道或胃肠道感染症状，亦可见于手术后。

c.急性起病，四肢对称性、进行性加重，多在4周左右达到高峰。

B.复发性唇面肿胀面瘫综合征常见的3大主征：

a.间歇性双侧周围性面瘫，发生率约为20%。

b.复发性唇面肿胀：发生率约为60%；皱褶舌，也称阴囊舌，此征可为永久性的，发生率约为30%。

c.多有明显的家族史，常为家族性发病，属常染色体显性遗传，个别病例病因不明。此外，激素治疗有显著疗效，其病因可能为复杂的神经、皮肤黏膜变态反应等。

参考文献

［1］ADOUR K K, HILSINGER R L Jr, CALLAN E J. Facial paralysis and Bell's palsy: a protocol for differential diagnosis. Am J Otol, 1985, Suppl: 68-73.

［2］HOHMAN M H, HADLOCK T A. Etiology, diagnosis, and management of facial palsy: 2000 patients at a facial nerve center. Laryngoscope, 2014, 124(7): e283–e293.

[3] SUN B, ZHOU C, HAN Z. Facial palsy in Melkersson-Rosenthal syndrome and Bell's palsy: familial history and recurrence tendency. Ann Otol Rhinol Laryngol, 2015, 124(2): 107–109.

[4] WAKERLEY B R, RUKI N. Isolated facial diplegia in Guillain-Barré syndrome: Bifacial weakness with paresthesias. Muscle Nerve, 2015, 52(6): 927–932.

[5] CHAN R C, THERIMADASAMY AK, SAINUDDIN N M, et al. Serial electrophysiological studies in a Guillain-Barré subtype with bilateral facial neuropathy. Clin Neurophysiol, 2016, 127(2): 1694–1699.

[6] CAROLINO F, FERNANDES M, PLACIDO J L. Melkersson-Rosenthal syndrome-delay in the diagnosis of an early-onset oligosymptomatic variant. Porto Biomed J, 2016, 1(1): 43–45.

[7] GAUDIN R A, JOWETT N, BANKS C A, et al. Bilateral Facial Paralysis: A 13-Year Experience. Plast Reconstr Surg, 2016, 138(4): 879–887.

[8] ZIMMERMANN J, SESSE S, KASSUBEK J, et al. Differential diagnosis of peripheral facial nerve palsy: a retrospective clinical, MRI and CSF-based study. J Neurol, 2019, 266(10): 2488–2494.

[9] BACORN C, FONG N S T, LIN L K. Misdiagnosis of Bell's palsy: Case series and literature review. Clin Case Rep, 2020, 8(7): 1185–1191.

头/面痛（headache/facial pain）这一常见临床症状的神经定位是比较特殊和困难的，因为所有头痛累及的颅内、外神经痛敏组织的定位基本相似，在临床上难以严格区分；急性头痛，如蛛网膜下腔出血，可能危及生命，需要紧急处理，而亚急性、慢性头痛的危害和处理原则不同。因此采用起病的形式急性、亚急性和慢性来阐述头痛的鉴别诊断，更贴近临床，实用性更强。

一、定义

头痛指外眦、外耳道与枕外隆凸连线以上部位的疼痛，而面痛指上述连线以下到下颌部的疼痛。为了方便书写和阅读，以下头/面痛统称头痛。头/面部的各种组织因含有痛觉感受器的多少和性质不同而分为疼痛敏感组织与不敏感组织两类。头痛的发病机制主要为头/面部痛敏组织受累。

二、定位提纲

1.颅内的痛敏组织

（1）动脉：颅内动脉的痛敏组织主要有3组动脉（图1）。

1）颈内动脉近端部分。

2）Willis环和邻近Willis环分支。

3）脑膜动脉（软脑膜前、中、后动脉）。

（2）静脉：颅内静脉的痛敏组织主要指硬脑膜的静脉窦，病变主要见于以下3组静脉窦（图2）。

1）上矢状窦。

2）侧窦：横窦和乙状窦。

3）海绵窦。

（3）脑膜：脑膜的痛敏组织主要是软脑膜和部分硬脑膜。

1）软脑膜。

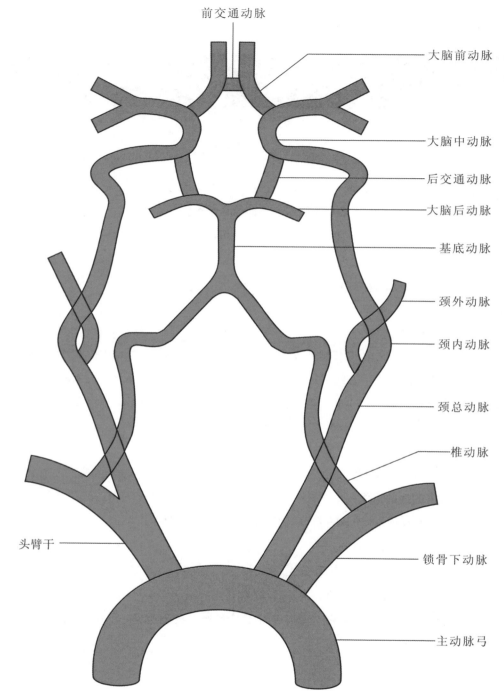

前交通动脉

大脑前动脉

大脑中动脉

后交通动脉

大脑后动脉

基底动脉

颈外动脉

颈内动脉

颈总动脉

椎动脉

头臂干

锁骨下动脉

主动脉弓

图1　Willis环：从主动脉弓发出3根血管，依次为右侧的头臂干（无名动脉）、左侧的颈总动脉、左锁骨下动脉。头臂干向上延伸出右锁骨下动脉（发出右椎动脉）、右侧颈总动脉（发出右颈内动脉、右颈外动脉）。颈内动脉终末分出眼动脉、后交通动脉、脉络膜前动脉、大脑中动脉和大脑前动脉。左、右椎动脉合并为基底动脉，进而分出大脑后动脉。Willis环由颈内动脉、大脑前动脉A_1段、前交通动脉、后交通动脉、大脑后动脉P_1段组成（不包括大脑中动脉，这一点常为临床医生所忽视。如果大脑中动脉闭塞，Willis环不开放）

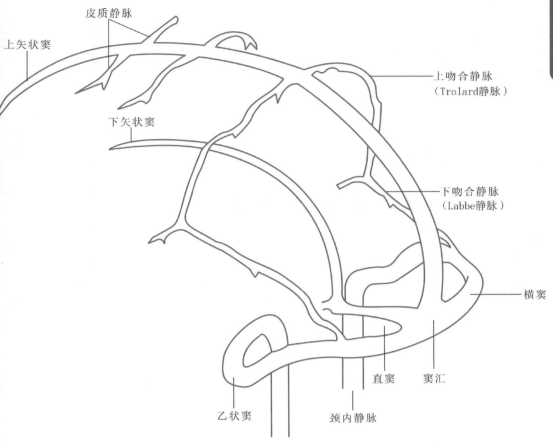

皮质静脉

上矢状窦

下矢状窦

上吻合静脉
（Trolard静脉）

下吻合静脉
（Labbe静脉）

横窦

直窦

窦汇

乙状窦

颈内静脉

图2　硬脑膜静脉窦及脑浅静脉。前上部硬脑膜静脉窦主要包括上、下矢状窦，后部包括横窦和乙状窦，前下部的海绵窦（图中未显示）。浅静脉里面，最重要的是上、下吻合静脉（起自横窦）

2）颅底的硬脑膜（包括小脑幕）。

（4）脑神经：和痛敏相关的脑神经有2组。

1）三叉神经。

2）舌咽、迷走神经。

（5）灰质核团：和痛敏相关的灰质核团有2组。

1）丘脑（感觉核）。

2）脑干中脑导水管周围的灰质。

2.颅外的痛敏组织

（1）颅骨骨膜。

（2）皮肤。

（3）皮下组织。

（4）动脉。

（5）肌肉。

（6）眼、耳、牙齿、鼻旁窦。

（7）口咽部和鼻腔黏膜。

（8）第2对颈神经（C2，即枕大神经）和第3对颈神经（C3，即枕小神经）。

三、从发病形式掌握头痛的鉴别诊断

头痛的发病均是累及颅内、外的痛敏组织所致，因此头痛的鉴别诊断不能再以定位为主。急性头痛病情危重，有生命危险，需要立即处理；而亚急性和慢性头痛的处理方法则不同。因此头痛主要通过发病的急性、亚急性和慢性等起病形式来鉴别。

（一）急性头痛

急性头痛主要是指新发的头痛，明显不同于患者以往经历过的任何头痛。常常为严重疾病的一个症状，需迅速评估。最常见的病因包括急性脑血管病、颅内感染性疾病，也见于高血压脑病、低颅压综合征、自发性颅内压降低、眼科疾病（急性虹膜炎、闭角性青光眼）等。

1.急性脑血管病　可见于蛛网膜下腔出血、脑出血、脑缺血、脑静脉血栓形成（浅静脉、硬脑膜静脉窦和深静脉血栓形成）。

（1）蛛网膜下腔出血：①突然发生的剧烈头痛，有生以来经历的最严重头痛，为动脉瘤破裂所致（图3）；②急性事件之前数日或数周可能已发生过略轻的且相似的头痛，此为预警综合征（warning syndrome），为动脉瘤受牵拉、扩大或小量前驱性出血所致；③动静脉畸形破裂引起的出血，头痛程度通常较轻，一般表现为持续钝痛。

（2）脑出血：头痛与脑出血后血肿或颅内高压压迫颅内痛敏组织有关。因此患者出血量大可出现明显头痛，但并非所有患者均出现头痛。

（3）脑缺血：头痛是缺血累及颅内痛敏组织所致。头痛发生率远较脑出血低，且程度较脑出血一般要轻，呈轻、中度的头痛，多见于后循环缺血性病变。此外注意，头痛可能和脑缺血互为因果。

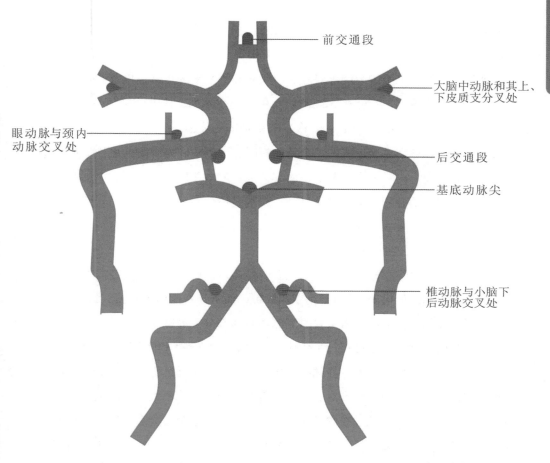

前交通段

大脑中动脉和其上、
下皮质支分叉处

眼动脉与颈内
动脉交叉处

后交通段

基底动脉尖

椎动脉与小脑下
后动脉交叉处

图3 动脉瘤好发部位解剖示意。动脉瘤最好发于颈内动脉虹吸部，即眼动脉和后交通动脉，占60%；大脑中动脉和其上、下皮质支分叉处占10%；大脑前动脉及其相关的前交通动脉占10%；椎动脉和基底动脉占20%

（4）脑静脉血栓形成：在以往头痛的诊断中，常常为神经科医生所忽视，近年来随着影像技术和介入技术的发展，逐渐引起了临床上的重视。脑静脉血栓形成包括脑浅静脉、硬脑膜静脉窦（不同于静脉，是硬脑膜的内、外层分开形成的静脉通道，窦壁无平滑肌，也无外膜，因此如果出血后静脉窦不能收缩，可形成颅内血肿导致死亡；窦内无瓣膜，因此不像静脉可以储存静脉血，一旦血栓形成，颅内静脉回流障碍，颅内压进行性增加）、深静脉的血栓形成，主要为硬脑膜静脉窦血栓形成。

1）硬脑膜的静脉窦本身就是痛敏组织，静脉窦血栓形成以后引起的一系列病理生理变化，依次继发了脑水肿、出血、梗死，累及颅内其他痛敏组织，共同构成

101

头痛的原因。硬脑膜静脉窦的血栓形成主要见于上矢状窦、侧窦（由横窦和乙状窦组成）和海绵窦（图2，图4~图6）。上矢状窦血栓形成主要是凝血功能异常导致的，如妊娠妇女和口服避孕药等引起的孕激素和雌激素的异常，以及肿瘤、多系统疾病、血液系统疾病。近年来，高龄妇女由于受孕困难，体外受精胚胎移植术（in vitro fertilization and embryo transfer, IVF-ET）辅助受孕过程中，人工受孕周期的相关激素应用成了静脉窦血栓形成的一个新的病因。而侧窦和海绵窦的血栓形成主要是感染，如乳突炎、内耳炎影响侧窦，面部"危险三角"区的感染影响海绵窦；其他常见的病因还包括肿瘤，除颅内肿瘤外，特别是消化系统的腺瘤，如胃腺瘤、肠腺瘤等。全身系统性疾病，如肾病综合征、白塞氏病、抗磷脂抗体综合征、克罗恩病（俗称克隆病）等，在临床上经常见到。

在影像学上要注意分清静脉窦是先天变异还是血栓形成，先天变异主要发生在上矢状窦前部和左侧横窦（图4）。左侧横窦，而不是右侧横窦（图5），容易发生变异是因为左侧横窦的静脉血主要引流深静脉和部分浅静脉，其引流的静脉血到达乙状窦和颈内静脉后，经过1~2个弯曲，汇集到无名静脉才能回流到上腔静脉。而左侧静脉角（无名静脉和上腔静脉的夹角）约为50°，远远大于约为27°的右侧静脉角，因此左侧横窦和乙状窦对静脉压甚至颅内压的影响不大，减压的作用不强。相比左侧横窦，静脉血经过右侧横窦、乙状窦、颈内静脉、无名静脉，直接向下注入上腔静脉，可直接影响静脉压；因此只有左侧横窦会发生变异，而不是右侧。临床上一旦出现右侧横窦闭塞，发生静脉窦血栓的可能性就很大。

静脉窦血栓形成的影像学表现，由于高铁血红蛋白的存在，矢状位T1加权MRI静脉窦血栓呈高信号。在没有血栓形成的情况下，左侧横窦内为正常的流空。这样当上矢状窦和左侧横窦出现异常，确定是变异或静脉窦血栓形成，可以通过矢状位T1加权MRI观察上矢状窦和横窦有无高信号来鉴别。

2）脑浅静脉血栓形成：多由静脉窦血栓发展而来，表现为头痛、呕吐、精神异常、部分性癫痫发作（一侧肢体抽搐等）、肢体瘫痪、感觉障碍、意识障碍甚至昏迷等。需要注意的是其中两个大的吻合静脉，上吻合静脉（Trolard静脉）和下吻合静脉（Labbe静脉）也是浅静脉中常出现血栓的责任静脉（图2）。

3）颅内深静脉血栓形成（图7）：这是大多数神经科医生不关注、不知道的重要内容。简单地讲，颅内深静脉收集大脑深部髓质、基底核和间脑等部的静脉血，向中央引流，最后形成大脑大静脉 [即盖伦静脉（vein of Galen）]，注入邻近的硬

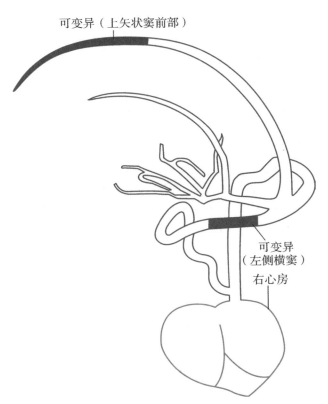

可变异（上矢状窦前部）

可变异
（左侧横窦）

右心房

图4　硬脑膜脑静脉窦先天性变异和深静脉解剖示意。正常情况下，静脉窦的变异主要见于上矢状窦的前部和左侧的横窦

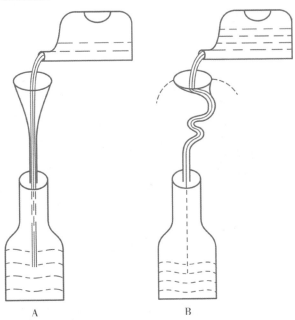

A

B

图5　左侧横窦先天性变异原理。左侧横窦流入上腔静脉时候，路径曲折，左侧静脉角远远大于右侧静脉角，对颅内静脉减压作用弱；右侧颈内静脉和无名静脉几乎呈一条直线，连接上腔静脉，对颅内静脉压有决定性的作用。这就是左侧横窦发生变异的机制

103

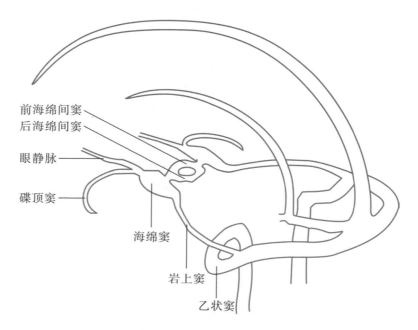

前海绵间窦
后海绵间窦
眼静脉
碟顶窦
海绵窦
岩上窦
乙状窦

图6 前下部硬脑膜静脉窦。海绵窦左、右各一，中间由前、后海绵间窦相连；向前有眼静脉和眶静脉；向后由岩上窦到乙状窦

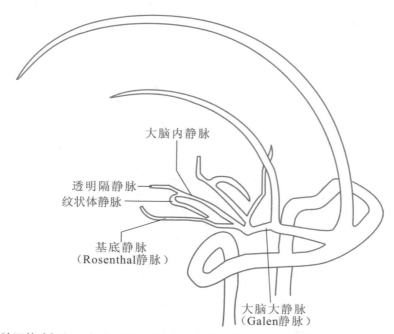

大脑内静脉
透明隔静脉
纹状体静脉
基底静脉
（Rosenthal静脉）
大脑大静脉
（Galen静脉）

图7 大脑深静脉解剖。大脑深静脉分两组：①纹状体静脉和透明隔静脉，主要收集基底核区的血液，汇集到大脑内静脉；②基底静脉主要收集丘脑、中脑和小脑的血液；③左右大脑内静脉在胼胝体压部和基底静脉汇合，形成大脑大静脉，最后汇入直窦

脑膜窦——直窦。具体而言，颅内深静脉系统包括：①纹状体静脉（又称丘脑纹状体静脉）和透明隔静脉，主要收集基底核区的血液，汇集到大脑内静脉（internal cerebral vein）。如纹状体静脉血栓形成，则脑室周围的基底核区呈现大面积的肿胀；②基底静脉［basal vein，又称罗森塔尔基底静脉（Rosenthal basal vein）］主要收集丘脑、中脑和小脑的血液，向后走行。如基底静脉血栓形成，出现双侧丘脑水肿，部分患者伴有中脑和小脑肿胀；③在胼胝体压部，基底静脉和起自室间孔、沿着中线旁向后方走行的左右大脑内静脉汇合，形成大脑大静脉，汇入直窦。

2.颅内感染性病变　主要见于脑膜炎，为软脑膜、颅底的硬脑膜、颅底的动脉受炎症刺激所致。脑实质的炎症较少引起头痛（因脑实质非痛敏组织），除非严重的脑实质炎症刺激脑膜，才会引起头痛。

（1）脑膜炎：脑膜炎常见于结核，少见于霉菌、细菌（虽然有些书认为细菌性脑膜炎发病率较高，但实际上在临床中并不多见）。头痛常呈急性进展性，呕吐为胃内容物，伴有脑膜刺激征和视神经乳头水肿等，极少出现突发剧烈头痛。

（2）脑炎：头痛通常发生于重症脑炎患者，是由脑实质炎症累及或刺激脑膜所致。

3.其他　也可见于高血压脑病、低颅压综合征、自发性颅内压降低、眼科疾病（急性虹膜炎、闭角性青光眼）等。

（1）高血压脑病：头痛的原因多为恶性高血压引起脑水肿及痛敏组织移位。头痛特点：①多为剧烈搏动性疼痛（血压突然升高引起，最重要的原因是恶性高血压）；②伴血压明显升高，尤其是恶性高血压；③控制血压后病情好转。

附：可逆性后部白质脑病综合征

可逆性后部白质脑综合征（posterior reversible encephalopathy syndrome，PRES，又称后循环脑病、高血压脑干脑病），是在严重高血压状态下，由于脑血管自身调节特点（后循环交感、副交感神经分布稀疏，血管自主调节能力差）引起脑后部的高灌注状态、血管内皮功能障碍，以及血-脑屏障破坏，导致血管源性脑水肿。特征性症状包括：①存在控制不良的严重高血压；②临床-影像分离：影像重（CT或MRI显示枕叶、小脑、脑干等大脑后部广泛异常信号），临床症状较轻（可表现为头痛、视力障碍、抽搐等，部分患者可有轻度意识障碍）；③经抗高血压治疗后，影像学异常信号迅速改善。

（2）低颅压综合征与自发性颅内压降低：两者为不同原因导致的具有相同病理

生理过程的一组疾病。头痛特点为头痛与体位有明显关系，立位时出现或加重（头痛多在立位后15~30分钟出现），卧位时减轻或消失。

（3）眼科疾病（急性虹膜炎和闭角性青光眼）：急性虹膜炎和闭角性青光眼主要表现为眼睛和眼周疼痛，但注意偏头痛（migraine）和丛集性头痛（cluster headache）也可有相同表现（其中偏头痛可以模拟各种头痛）。急性虹膜炎导致头痛的特点为剧烈的眼部疼痛，同时伴畏光。闭角性青光眼导致头痛的特点为眼球内的严重疼痛，通常放射至前额。

（二）亚急性头痛

亚急性头痛是指在数周至数月内持续的或复发性的头痛。这类头痛也可能意味着严重的内科疾病（特别是当疼痛为进展性或发生于老年患者时）。常见病因主要包括巨细胞动脉炎（giant cell arteritis, GCA）、颅内占位、特发性颅内高压症、三叉神经痛、舌咽神经痛、疱疹后神经痛（postherpetic neuralgia，PHN）。

1.巨细胞动脉炎　头痛呈严重的钻痛性，多局限于头皮，特别是单侧或双侧颞部，进行性加重，可伴有烧灼感，夜间尤为严重；躺下、低头、梳头或触摸时疼痛加重（上述原因均为痛觉敏感性动脉壁受炎症刺激所致）；咀嚼时疼痛加重可以是首发症状，易和颞下颌关节紊乱混淆。总结起来有以下发病特点：①发病年龄在60岁以上。②血沉60 mm/h以上。（①②即"双60"）③颞动脉结节即颞动脉变粗、变硬。④颞动脉活检呈炎性改变；⑤下颌"间歇性跛行"（jaw claudication），即咀嚼引起头痛，停止咀嚼则减轻；症状和下肢的间歇性跛行（intermittent claudication）相似，即疼痛—休息缓解—活动后疼痛—休息缓解；⑥严重时引起单眼或双眼失明，颞动脉炎影响眼动脉分支闭塞，导致单眼或者双眼失明，是较常见的首发症状和主要合并症（图8）。少数患者失明前，先有一过性黑矇发作，可伴视神经乳头水肿，视力丧失后很少恢复。

2.颅内占位　颅内占位性病变是否会出现头痛取决于病变是否压迫颅内的痛敏组织。常见于脑瘤、脑膜瘤、硬膜下血肿等。头痛特点：①多为非特异性，常表现为轻至中度的持续性或间断性钝痛；②可进行性加重；③特征性地位于双额部，病变侧较重，清晨醒来时最明显，并因改变体位或增加颅内压的动作（如咳嗽、喷嚏、用力排便等）而加重；④硬膜下血肿常出现的是显著的头痛（因体积大，增加压迫颅内痛敏组织的可能性和程度）。

3.特发性颅内压增高　特发性颅内压增高可能是脑脊液吸收障碍所致，更多为病

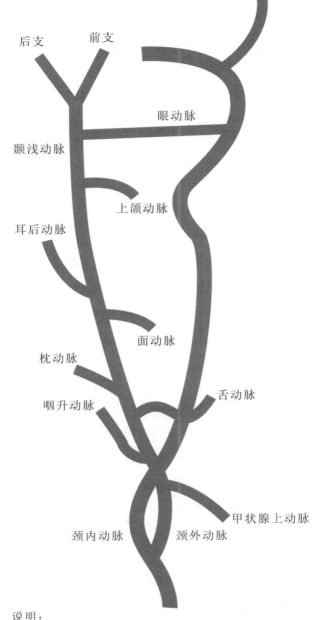

后支　　前支

眼动脉

颞浅动脉

上颌动脉

耳后动脉

面动脉

枕动脉

咽升动脉

舌动脉

甲状腺上动脉

颈内动脉　　颈外动脉

说明：
1. 颞浅动脉属于颈外动脉终末支（延伸）
2. 颞浅动脉通过眼动脉与颈内动脉系统形成侧支循环

图8　颞浅动脉。颞浅动脉是颈外动脉的终末分支；颈外动脉分出向后的咽升动脉、枕动脉、耳后动脉，向前的甲状腺上动脉、舌动脉、面动脉（也称颌外动脉）、上颌动脉（也称颌内动脉）和颞浅动脉。其中颈外动脉和颈内动脉形成的侧支循环中，颞浅动脉和眼动脉是主要的代偿途径。因此颞动脉炎常常累及一侧或双侧眼动脉，导致一侧或双侧眼睛失明

因不明的一组症状。头痛特点：①头痛伴视神经乳头水肿（几乎所有的特发性颅内压增高患者均会出现头痛和视神经乳头水肿）；②视力障碍（视力下降或丧失、复视）；③做腰穿放出少量脑脊液（10～20 mL），可使头痛短暂缓解；④通常头痛可在数月中自限，约10%的患者可出现复发性症状发作。

4.三叉神经痛　三叉神经痛是指原发性三叉神经痛。疼痛特点：①单侧发病，典型地局限于三叉神经第2支（V2）和第3支（V3）分布区；②闪电样瞬间的剧烈刺痛（疼痛时间为1秒至2分钟），可自行缓解（突发突止），呈刻板样发作；③存在疼痛扳机点（面颊、口角、鼻翼、舌），碰触、寒冷、风吹、谈话或咀嚼等可诱发疼痛发作。

5.舌咽神经痛　舌咽神经痛是指原发舌咽神经痛，是一种罕见的综合征。疼痛特点：①单侧发病，局限于口咽部、扁桃体区、舌根部或耳道的疼痛；②疼痛大多为阵发性（发作性质与三叉神经痛类似），少数为持续的或性质为烧灼样或酸痛；③扳机点通常在扁桃体区周围，因此症状可被吞咽或讲话诱发。

6.疱疹后神经痛　疱疹后神经痛导致的头痛主要累及三叉神经。疼痛特点：①特征性的表现为持续剧烈的刺痛，或烧灼样、感觉迟钝性疼痛；②主要累及三叉神经第1支（V1）分布区。

（三）慢性头痛

慢性头痛是指已发生数月或数年的头痛（无论头痛程度的轻重），通常具有良性病因。但需注意鉴别当前的头痛性质是否与以前的相似，进而区分此为相同疾病或新的疾病。常见病因主要包括：偏头痛（migraine）、药物过度使用性头痛（medication overuse headache, MOH）、丛集性头痛（cluster headache）、紧张性头痛（tension headache）、凿冰样头痛（ice pick-like pain）、颈椎病、鼻窦炎、牙病。

1.偏头痛　偏头痛是一种表现为复发性头痛的常见综合征。头痛特点：①表现为发作性中重度搏动样头痛，多为偏侧，每次发作一般持续4～72小时；②经常伴有恶心、呕吐、畏光、畏声及疲乏，可作为先兆；③偏头痛可以模拟各种头痛。

2.药物过度使用性头痛　在偏头痛或其他类型头痛的基础上过度使用药物引起。头痛特点：①每天发生或几乎每天发生（每月至少出现15天，至少连续3个月出现）；②多在停用过度使用的药物后头痛好转。

3.丛集性头痛　丛集性头痛比较典型的流行病学表现为男性多见，约为女性的4～5倍，此与偏头痛、紧张性头痛不同。头痛特点：①始终一侧眶周或眶后发作性剧烈的非搏动性头痛；②头痛均为突然发生，无先兆症状，几乎发生于每日同一时间，常在晚上发作；③头痛发作频率为每天8次至隔日1次，每次持续15分钟至3小时，单次丛集发作期可为数周至数月，丛内的每次发作有规律，都是在相同的时间发作。丛集发作期后可有数月或数年间歇期，即丛与丛的间隔没有规律；④特征性的丛集性头痛发作常伴有交感和副交感神经功能症状，如同侧结膜充血、流泪、流涕等交感亢进症状和瞳孔缩小、眼睑下垂等霍纳综合征（Horner syndrome）副交感神经亢进表现；⑤在丛集发作期，饮酒或使用血管扩张药可诱发头痛发作。

4.紧张性头痛　紧张性头痛约占头痛的40%，是最常见的原发性头痛。头痛特点：①经典的紧张性头痛以非搏动性双侧枕部轻中度头痛为特征，可有束带感（紧束感），不伴恶心、呕吐；②疼痛部位有压痛点，捏压时感觉舒适；③头痛多持续数小时至数日。

5.凿冰样头痛　凿冰样头痛多见于脑血管发育异常，如肌纤维发育不良（fibromuscular dysplasia，FMD）是血管的中膜病变导致的非动脉粥样硬化性疾病，引起脑血管和肾血管串珠样改变。头痛特点：①头痛位于三叉神经分布区以外的头皮（在头皮有一个单一的疼痛点或散在分布）；②疼痛程度和性质为非常短暂的锐利剧痛（不到1秒即可达到最大强度，如遭电击一样，然后迅速缓解，并严重到足以引起不自主的退缩）；③可为单次、反复或丛集性发作。

6.颈椎病　累及上颈部的外伤或变性疾病等可产生枕部疼痛，颈2（C2）、颈3（C3）神经根受刺激是不适感的主要来源。累及下颈部的病变会使疼痛涉及同侧肩部和手臂，而非头部。

7.鼻窦炎　主要是急性鼻窦炎引起的头痛。头痛特点为：①额窦或上颌窦的急性炎症可引起局限于受累的额窦或上颌窦的疼痛，蝶窦或筛窦的急性炎症产生鼻后深部疼痛；②疼痛可因向前俯身、咳嗽或喷嚏而加重；③叩诊和按压鼻窦区可加重疼痛。此外注意，主诉慢性"鼻窦"头痛的患者罕有为鼻窦炎所致，他们更可能为偏头痛和紧张性头痛。

8.牙病　以牙痛为主，可放射引起其他部位头痛。

参考文献

［1］HAINER B L, MATHESON E M. Approach to acute headache in adults. Am Fam Physician, 2013, 87(10): 682-687.

［2］WOBER-BINGOL C. Epidemiology of migraine and headache in children and adolescents. Curr Pain Headache Rep, 2013, 17(6): 341.

［3］BAIGI K, STEWART W F. Headache and migraine: a leading cause of absenteeism. Handb Clin Neurol, 2015, 131: 447-463.

［4］KUMAR S, VERMA R, GARG R K, et al. Prevalence and outcome of headache in tuberculous meningitis. Neurosciences (Riyadh), 2016, 21(2): 138-144.

［5］PETRIDIS A K, KAMP M A, CORNELIUS J F, et al. Aneurysmal Subarachnoid Hemorrhage. Dtsch Arztebl Int, 2017, 114(13): 226-236.

［6］ROGER P S, MICHAEL J A, DAVID A G. Clinical neurology. 10th Ed. McGraw Hill, 2018, 139-165.

［7］MCGREENEY B E. Cluster Headache and Other Trigeminal Autonomic Cephalalgias. Semin Neurol, 2018, 38(6): 603-607.

［8］VGONTZAS A, PAPKE D J Jr, BERNSTEIN C A. Giant Cell Arteritis. Headache, 2018, 58(6): 883-884.

［9］JAYAWARDENA A D L, CHANDRA R. Headaches and facial pain in rhinology. Am J Rhinol Allergy, 2018, 32(1): 12-15.

［10］PERAL-CAGIGAL B, PEREZ-VILLAR A, REDONDO-GONZALEZ L M, et al. Temporal headache and jaw claudication may be the key for the diagnosis of giant cell arteritis. Med Oral Patol Oral Cir Bucal, 2018, 23(3): e290-e294.

［11］OGUNLAJA O I, COWAN R. Subarachnoid Hemorrhage and Headache. Curr Pain Headache Rep, 2019, 23(6): 44.

［12］TOUZE E, SOUTHERLAND A M, BOULANGER M, et al. Fibromuscular Dysplasia and Its Neurologic Manifestations: A Systematic Review. JAMA Neurol, 2019, 76(2): 217-226.

眩晕（vertigo/dizziness）是一组令人困惑的神经系统常见症状群。近年来，我国多个眩晕巡讲团开展了全国性巡讲，普及眩晕的相关知识，如良性阵发性位置性眩晕（benign paroxysmal positional vertigo, BPPV）等，为临床诊治水平的提高做了有益的工作。然而，由于眩晕涉及多个系统的病变，该症状并不是耳科所能覆盖的，也不是内科能清晰阐述的，更不是几台"前庭功能检测仪"所能解决的。任何局限于本专业的解释，都可能陷入"盲人摸象"的困境，这是在推广眩晕诊治过程中，常遇到的质疑，以至于很多医生发出"未听课时，尚还清晰；听课之后，愈发糊涂"的感慨。然而从神经功能解剖上谈，眩晕则主要和前庭小脑系相关，机制相对复杂，解剖结构相互勾连，千丝万缕，难以在短时间内对这一症状有一个全面而准确的认识。本文根据眩晕的不同特点，以周围性眩晕和中枢性眩晕的不同定位分别阐述眩晕相关的鉴别诊断，从而使眩晕的诊断更贴近临床，简单而实用，使临床医生对这一症状有规律可循，更容易掌握。

一、定义

眩晕是由前庭神经系统功能失调导致的一种错觉或运动幻觉。前庭系统功能失调主要表现为三大症状——眩晕、眼震、平衡障碍。根据症状的不同和临床定位的实用性将眩晕分为周围性眩晕和中枢性眩晕两种。前者定位在内耳的半规管、前庭（椭圆囊、球囊）、耳蜗；后者主要定位在脑干、小脑、脊髓后索等（因皮质等定位多无临床意义，故不做论述）。

二、定位提纲

1.周围性眩晕

（1）半规管。

（2）前庭（椭圆囊、球囊）。

（3）耳蜗。

2.中枢性眩晕

（1）脑干。

（2）小脑。

（3）脊髓。

三、定位的鉴别诊断

（一）周围性眩晕

周围性眩晕（图1）是指位于内耳的前庭及其相关结构病变导致的眩晕发作。由于位于内耳的周围性前庭和前庭相关结构是终末的最高发育分化阶段，失去了分化和增生的能力，一旦出现病变，无法新生和代偿，可导致严重的临床症状；而中枢性前庭即使发生病变，仍有周围性前庭可以代偿，故临床症状较轻。

周围性眩晕的特征性症状：①强烈的眩晕发作，伴或不伴站立不稳。②严重的恶心、呕吐等自主神经症状——前庭神经和延髓迷走神经背核、支配血管运动的网状结构相连。③始终存在单向性眼震，从无垂直性眼震——指在一个垂直平面上的震荡，与BPPV伴有的垂直向上眼震和垂直向下眼震不同。④常伴听力丧失或耳鸣。

周围性眩晕常见于7种病变，其中定位在半规管的病变有1种，定位在前庭（椭圆囊、球囊）、耳蜗的病变有6种（图1）。

1.半规管 由前、后、水平半规管组成，病变常导致BPPV。 BPPV是一组临床症状或者综合征，又称耳石性眩晕或变位性眩晕，是指头部迅速运动至某一个或多个特定头位时，出现短暂的阵发性眩晕及眼震，约占所有周围性眩晕的20%～40%，女性发病约为男性的2倍。严格地讲，BPPV不是疾病的诊断，更不是病因诊断。

BPPV的特征性症状：

（1）与头位有关的严重的短暂性眩晕发作，持续数秒至数十秒，少有超过1分钟的（此特点要注意和前庭阵发症相鉴别）。

（2）严重的恶心、呕吐等自主神经症状。

（3）眼震：不同的半规管病变有不同方向的眼震，这对定位的鉴别诊断有帮助，从而对治疗的复位手法有重要的指导意义。后半规管可引起短暂的扭转性伴或不伴垂直向上的眼震；水平半规管（即外侧半规管）可引起短暂的水平眼震；而前半规管——引起的是短暂的垂直向下的眼震。

BPPV发病机制有两种假说，即半规管结石学说(canalitiasis)和壶腹嵴顶结石学

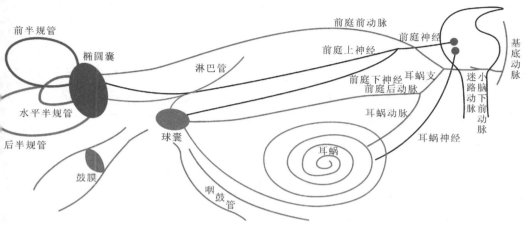

耳主要三个结构：半规管、前庭（椭圆囊、球囊）、耳蜗

PV 定位：椭圆囊、半规管
  定性：缺血、炎症、感染、淋巴循环障碍

前庭、耳蜗病变6种定性
1．缺血（脑栓塞）   2．炎症（前庭神经元炎）
3．感染（迷路炎）   4．淋巴循环障碍（梅尼埃病）
5．前庭神经的异常放电（前庭阵发症）
6．前庭前动脉、前庭后动脉特发的收缩舒张功能紊乱
（前庭性偏头痛）

图1　周围性眩晕功能解剖示意。内耳包括3个不同方向的半规管，前庭和其与半规管相连的椭圆囊、与耳蜗相连的球囊，以及耳蜗

说。其中，半规管结石学说得到了广泛的认可：耳石脱落或变性的耳石集聚于半规管近壶腹处，当头位移至激发位时，管石受重力的作用，朝向壶腹方向移动而形成离壶腹内淋巴流，使嵴顶产生移位而引起眩晕及眼震。

  引起BPPV的病因：原发性BPPV不多见，既往报道的原发性多见，是由于对该病的认知有限，找不到病因导致的；非外伤性BPPV多由缺血性疾病引起，如脑栓塞（迷路动脉栓塞）或慢性缺血，也常见于炎症、感染、淋巴循环障碍。

  2.前庭（包括椭圆囊和球囊）　椭圆囊是连接前庭和半规管的结构，球囊是连接前庭和耳蜗的结构，两者位置紧密（图1），这种相互关联的结构特点是眩晕症状随头部位置改变而波动，以及伴有耳鸣、听力下降甚至丧失的解剖学基础。引起内耳前庭病变，导致眩晕发生的常见病因包括迷路动脉栓塞、前庭神经元炎、内耳炎、梅尼埃病、前庭阵发症及前庭性偏头痛等疾病。

  （1）迷路动脉栓塞：是缺血性病变导致周围前庭功能失调的主要原因，多见于并伴有糖尿病（相对于高血压病，后循环缺血性改变多见于糖尿病）等危险因素的中老年人。如图1所示：迷路动脉大多数起自小脑下前动脉（anteriorinferior cerebellar artery, AICA），少数直接发自基底动脉。迷路动脉向内耳分为两支，前庭前动脉和耳蜗支。进入前庭后，耳蜗支又分为前庭后动脉和耳蜗动脉。从图1可以看出，迷路动脉同时供应前庭和耳蜗的血供，其中前庭前动脉供应椭圆囊、前半规管、水平半规管的血供；前庭后动脉供应球囊和后半规管的血供；耳蜗动脉供应耳蜗的血供。

迷路动脉栓塞特征性症状：

1）急性起病的剧烈、持续性或发作性眩晕。

2）严重的恶心、呕吐等自主神经症状。

3）眼震（向健侧水平方向眼震和/或旋转性眼震）。

4）伴一侧听力丧失或耳鸣。

5）可导致BPPV，缺血引起椭圆囊耳石脱落进入半规管，造成淋巴液的流动。

（2）前庭神经元炎：是常见的周围前庭炎症性病变，约半数患者前期具有上呼吸道感染史，最常见的病因是上呼吸道同源性病毒感染。前庭神经元炎独有的特征性临床症状是眩晕不伴听力减退和耳鸣。究其原因为前庭神经元炎主要累及前庭上神经，极少累及前庭下神经和蜗神经，因此不伴有耳蜗受累的表现，如听力障碍等。

前庭神经元炎特征性症状：

1）急性起病的严重、持续性周围性眩晕，常于晨起时发病，在数分钟或数小时内达高峰。

2）严重的恶心、呕吐等自主神经症状。

3）眼震：向健侧水平方向眼震和/或旋转性眼震。

4）如出现BPPV症状，多继发于后半规管病变。发病机制：因前庭神经元炎多累及前庭上神经，导致前半规管和水平半规管功能丧失，故无法产生神经冲动而出现BPPV症状；而支配后半规管的前庭下神经在前庭神经元炎中极少受累，故椭圆囊脱落的耳石如进入后半规管，则可刺激产生神经冲动，从而出现BPPV相关症状。

（3）迷路炎：是周围前庭感染的主要疾病，主要见于由中耳炎及乳突炎直接累及迷路。

迷路炎特征性症状：

1）有中耳炎等原发病灶感染症状，如耳痛、耳流脓、发热等。

2）急性起病的严重、持续性周围性眩晕。

3）严重的恶心、呕吐等自主神经症状。

4）眼震：向健侧水平眼震和/或旋转性眼震。

5）听力减退或耳鸣（炎症侵犯耳蜗所致）。

6）可继发或不继发BPPV。

（4）梅尼埃病：俗称美尼尔病，是淋巴循环障碍导致的内耳病变。

梅尼埃病特征性症状：

1）反复发作的急性严重眩晕：发作期间任何头部运动都可使症状加重，眩晕每次发作持续20分钟到数小时，然后逐渐好转。发作频率从每周2次到少于每年1次，变化很大。

2）严重的恶心、呕吐等自主神经症状。

3）耳鸣、听力减退：因累及耳蜗所致。

4）耳部胀满感：淋巴管扩张水肿所致。

5）眼震：水平眼震和/或旋转性眼震，眼震的方向可以发生变化，发病之初的1小时内为朝向患侧的水平眼震和/或旋转性眼震，随之变为朝向健侧的水平眼震和/或旋转性眼震并持续数小时，最后可能再变为朝向患侧的水平眼震和/或旋转性眼震。

6）可继发或不继发BPPV。

（5）前庭阵发症：是颈外动脉的分支血管缠结或压迫Ⅷ对脑神经等原因所致前庭神经异常放电引起的；前庭神经的异常放电是一种类似癫痫样的发作，因此应用抗癫痫药物（如卡马西平等）有效，这是本病的一个重要的鉴别要点。

前庭阵发症特征性症状：

1）反复发作的短暂、严重的眩晕，持续数秒至数分钟，发作次数至少大于10次，发作频率变异性大，从每天发作30次至每年发作数次不等，注意和BPPV相鉴别。

2）特殊的头部位置或可诱发症状频繁发作。

3）眼震：因多数患者每次发作仅数秒，故临床多不易观察到。

4）可能影响听力，出现短暂或永久的耳鸣或听力减退。

（6）前庭性偏头痛：为前庭供血相关血管功能障碍，系由前庭前动脉、前庭后动脉的收缩舒张功能紊乱所致。

前庭性偏头痛特征性症状：

1）偏头痛：发作性的偏侧中重度搏动样头痛；每次发作持续4～72小时；常伴恶心、呕吐、畏光、畏声及疲乏等。

2）前庭血管功能紊乱引起的症状：眩晕、恶心、呕吐、眼震等。

3.耳蜗 单独病变不引起眩晕等前庭症状，因此耳蜗病变作为前庭病变的伴发症状而出现。耳蜗和前庭的联系在周围前庭病变中已阐述（蜗神经和前庭神经在内耳道合并成听神经）。然而耳蜗有其特殊的解剖学特点：耳蜗部位血液供应比较少，仅有耳蜗动脉供应，很容易受损并引起耳蜗性耳聋、听力障碍等。常见病因：缺血性病变，见于血管痉挛或迷路梗死等；药物中毒性改变，如应用抗生素（链霉素、双氢链霉素、庆大霉素、卡那霉素、万古霉素等）；也见于应用奎尼丁和抗惊厥药等。

（二）中枢性眩晕

中枢性眩晕（图2）主要定位在脑干、小脑和部分脊髓。中枢性眩晕主要是中枢性前庭系病变导致的。所谓中枢性前庭系病变是指和中枢前庭相联系的前庭小脑系、小脑脊髓系等，包括脑桥的前庭神经核/小脑的神经核团，以及它们的联系纤维的病变。

前庭系功能：前庭神经的纤维由颅外进入脑干止于前庭神经核，前庭神经核与其他部位的联系极为丰富，且与症状学密切相关，其中有4个重要的功能部位参与了眩晕和共济失调形成的重要机制（图2）。①向内：前庭神经连接支配眼球运动的神经核团（Ⅲ、Ⅳ、Ⅵ），组成内侧纵束，此为眼震的功能解剖学基础。②向下：前庭神经向下走形成前庭脊髓束，下行于脊髓前索中，并终止于同侧的前角细胞，协助维持肌张力（特别是伸肌的张力），进而影响身体的姿势。③向外：前庭与小脑联系形成前庭小脑束、小脑前庭束，从而小脑与前庭形成了错综复杂的联系，此为小脑系病变出现眼震、眩晕等的功能解剖基础；但是与前庭系相关的小脑系，不是引起眩晕症状的主要解剖结构，而是和躯体的位置和动作的协调相关性密切，主要引起小脑性共济失调，在此不做论述（详见"共济失调"）。④前庭神经和延髓迷走神经背核、支配血管运动的网状结构相连，前者与在眩晕的同时出现恶心、呕吐等内脏反应有关，后者与头晕有关（影响血供）。

中枢性眩晕特征性症状：①眩晕较轻，或仅有头晕，系中枢性病变所致，周围性结构可以代偿，因此相对周围性前庭病变而言，症状较轻。②恶心、呕吐等自主神经症状也较轻，系由前庭系和自主神经的联系导致。③可出现或不出现眼震。

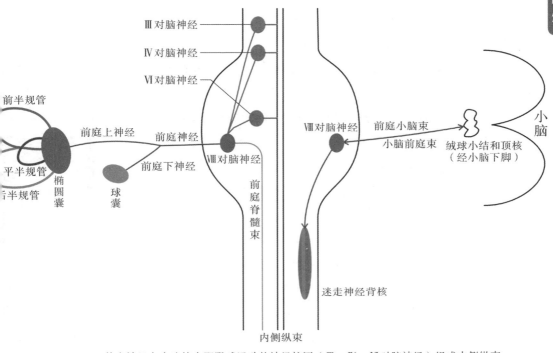

————— 前庭神经向内连接支配眼球运动的神经核团（Ⅲ、Ⅳ、Ⅵ对脑神经）组成内侧纵束

————— 前庭神经向下走形成前庭脊髓束

————— 前庭与小脑联系形成前庭小脑束、小脑前庭束

————— 前庭神经和延髓迷走神经背核、支配血管运动的网状结构相连

图2　中枢性眩晕功能解剖示意。前庭系是引起中枢性眩晕的主要解剖结构，包括了前庭神经向内、向下、向外，以及和延髓迷走神经背核的联系等

可为单向性或双向性眼震，也可为垂直性眼震，系由和内侧纵束相连接导致。④脑干或小脑的固有体征，如：偏瘫、偏身麻木、构音障碍、霍纳综合征（Horner syndrome）、共济失调等。

　　中枢性眩晕常见于脑血管病、炎症和肿瘤：①脑血管病见于脑血管狭窄或闭塞导致的椎基底动脉供血不足、脑桥梗死、瓦伦贝格综合征（Wallenberg syndrome，又称延髓背外侧综合征）、脑桥出血等；②炎症见于脑干脑炎、中枢性脱髓鞘疾病等；③颅内肿瘤常见于桥小脑角肿瘤、第四脑室及小脑肿瘤等。

附：特殊类型的眩晕

（一）皮质性眩晕

　　皮质性眩晕也称皮质癫痫性眩晕，Ⅷ对脑神经的最高级中枢位于颞叶（颞上回中部和颞横回），任何病理损害如肿瘤、动静脉血管畸形、炎症或外伤后瘢痕等，产生皮质异常放电，影响此部位时都可能引起眩晕发作。

皮质性眩晕特征性症状：

（1）眩晕伴幻听，因听觉皮质中枢与前庭皮质中枢均在颞叶，故颞叶异常放电也可引起幻听。

（2）颞叶癫痫本身的特征性症状：如短暂晕厥、短暂精神异常、短暂失忆、自动症、不自主咀嚼、头眼转向一侧等。

（二）自主神经紊乱性眩晕

自主神经功能紊乱也可导致眩晕，绝大多数患者表现为"假性眩晕"，即头晕。自主神经的高级中枢为边缘系统和岛叶、中级中枢为下丘脑、低级中枢为脑干和脊髓，下丘脑不仅为整个自主神经的中级中枢，也为交感、副交感神经的最高级中枢。临床常见定位主要在下丘脑、脑干（迷走神经背核）。

自主神经功能紊乱性眩晕特征性症状：

（1）眩晕：多不典型，或仅表现为头晕。

（2）自主神经功能紊乱的其他症状：如显著的恶心、呕吐、多汗、心悸等，有时有双耳耳鸣，但绝无耳聋。

（3）精神紧张、劳累等可诱发或加重症状。

（三）眼性眩晕

眼性眩晕多见于复视患者。

眼性眩晕特征性症状：

（1）患者伴有复视。

（2）遮蔽一侧眼睛，眩晕即可消失。

（四）深感觉性眩晕

深感觉性眩晕见于深感觉传导通路病变，临床常见定位是周围神经和脊髓。

深感觉性眩晕特征性症状：

（1）闭目性眩晕：睁眼后眩晕消失，这是深感觉性眩晕的主要特点，因为睁眼后对位置觉的代偿增强，故而眩晕减轻或消失。

（2）深感觉障碍。

（3）深感觉性共济失调：龙贝格征（Romberg sign）阳性、宽基步态等，即闭眼后即刻出现站立不稳，不同于前庭性龙贝格征（闭眼后，并不立即出现站立不稳，而是延迟出现）。

应注意，由于视觉及深感觉（本体觉）对位向感受仅有辅助作用，而前庭系统才为人体位向感受的主要结构，因此该系统病变才是发生眩晕的主要原因，所以前庭系统完好，这两种眩晕均不明显或仅表现为头晕。临床上，有视觉及深感觉系统病变者，多不以眩晕为主诉，尽管临床可见诊断为眼性眩晕及深感觉性眩晕的病例，但需清楚此情况不仅少见且不典型。

参考文献

［1］ DIETERICH M, BRANDT T. Episodic vertigo related to migraine (90 cases): vestibular migraine? J Neurol, 1999, 246(10): 883-892.

［2］ MANCINI F, CATALANI M, CARRU M, et al. History of Meniere's disease and its clinical presentation. Otolaryngol Clin North Am, 2002, 35(3): 565-580.

［3］ BHATTACHARYYA N, BAUGH R F, ORVIDAS L, et al. Clinical practice guideline: benign paroxysmal positional vertigo. Otolaryngol Head Neck Surg, 2008, 139(5 Suppl 4): S47-S81.

［4］ BISDORFF A, VON BREVERN M, LEMPERT T, et al. Classification of vestibular symptoms: towards an international classification of vestibular disorders. J Vestib Res, 2009, 19(1-2): 1-13.

［5］ ROYL G, PLONER C J, LEITHNER C. Dizziness in the emergency room: diagnosis and misdiagnosis. Eur Neurol, 2011, 66(5): 256-263.

［6］ FUMAN J M, MARCUS D A, BALABAN C D. Vestibular migraine: clinical aspects and pathophysiology. Lancet Neurol, 2013, 12(7): 706-715.

［7］ NEWMAN-TOKER D E, EDLOW J A. TiTrATE: A Novel, Evidence-Based Approach to Diagnosing Acute Dizziness and Vertigo. Neurol Clin, 2015, 33(3): 577-599.

［8］ FILIPPOPULOS F M, ALBERS L, STRAUBE A, et al. Vertigo and dizziness in adolescents: Risk factors and their population attributable risk. PLoS One, 2017, 12(11): e0187819.

13 共济失调

共济失调（ataxia）是临床常见的、易被医生和患者忽略的症状。患者常由"持物困难""行走不稳"发展到"不能持物""行走困难"，失去维持肢体和躯体平衡的能力，才来就诊，为临床的诊疗带来了很大的困扰。需要注意的是，共济失调的诊断必须建立在锥体系没有受累的前提下，也就是四肢肌力必须正常的情况下；如果肌力减弱，达不到正常的Ⅴ级，"持物困难"和"行走不稳"就不是共济失调，而是"肢体无力或瘫痪"。我们常在临床上遇到一些病例，患者"肢体肌力减弱，指鼻试验不稳，存在共济失调"，这些都是对共济失调认识的误区，因此正确认识共济失调的诊断学基础，排除非共济失调的诊断干扰，重视患者的早期症状，对疾病的诊断和预后有着重要的意义。

一、定义

共济失调是指深感觉、前庭、小脑功能障碍所致的自主运动笨拙、不协调和不规则，肢体随意运动的幅度与协调发生紊乱，以致肢体和躯体失去维持平衡的功能，主要临床症状包括行走不稳、容易摔倒、双手持物困难、定向困难、书写不协调，以及语言连贯性差等。在临床上，由于导致共济失调的病因和症状的特征不同，根据其定位鉴别诊断将其主要分为深感觉系、前庭系、小脑系共济失调三种。这里的"系"，是相关联（connection）的意思。

二、定位提纲

（一）深感觉系

1.定位 周围神经、脊髓、脑干、丘脑、皮质。

2.深感觉传导束（图1）

（1）传导肌肉本体感觉和深部压觉；传入纤维由脊神经后根内侧部粗纤维部分（一级神经元）进入脊髓后索（不经过脊髓后角，与浅感觉传导通路不同）。

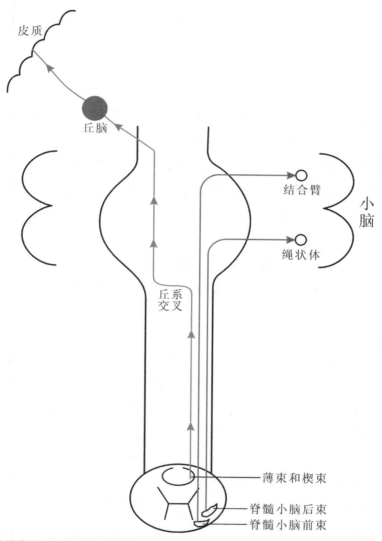

图1 深感觉传导通路示意及上传的脊髓小脑前束。肌、腱、关节的本体觉和精细触觉，经过三级神经元，依次为脊神经后根内侧部、延髓的薄束核和楔束核、对侧丘脑的腹后外侧核，最后经丘脑皮质束，到达中央后回的感觉中枢；脊髓小脑前束经结合臂传入同侧小脑，脊髓小脑后束经绳状体传入同侧小脑皮质

（2）其上行分支在同侧后索上行经脊髓后索至延髓薄束核（后索的内侧，传导下肢的深感觉）和楔束核（后索的外侧，在T4以上平面出现，传导上肢的深感觉）（二级神经元）换元。

（3）于延髓上端交叉到对侧形成丘系交叉，组成内侧丘系上行，与支配对侧面部深感觉（三叉神经感觉主核）、浅感觉（三叉神经脊束核）的三叉丘系一起上行，经对侧丘脑腹后外侧核（三级神经元）换元成丘脑皮质束。

（4）投射到顶叶的皮质中央后回。

（二）前庭系

1.定位　周围——前庭（椭圆囊、球囊）、半规管；中枢——脑桥。

2.前庭神经　作为特殊的躯体感觉神经（"眩晕"图2），起自内耳前庭神经节的双极细胞（一级神经元），其周围突分布于三个半规管的椭圆囊、球囊和壶腹，感受身体和头部的空间移动，中枢突组成前庭神经，和蜗神经一起经内耳门入颅腔，终止于脑桥和延髓的前庭神经核群（内侧核、外侧核、上核、下核）（二级神经元）。前庭神经核群参与共济失调的机制见"眩晕"。

（三）小脑系

1.定位　小脑、丘脑、中脑、脑桥、延髓背外侧。

2.分类　按照纤维连接和功能，把小脑分为前庭小脑系、脊髓小脑系、皮质小脑系，其中脊髓小脑系最为重要。

（1）前庭小脑系详见前庭系。

（2）皮质小脑系：主要由额叶、颞叶、顶叶等发出纤维，经过内囊前肢，到达脑桥，形成额桥束、颞桥束、顶桥束等经过小脑中脚，抵达小脑的重要神经核团，这就是皮质-脑桥-小脑束；此外，小脑齿状核经过对侧丘脑，到达皮质，与皮质-脑桥-小脑束形成环路，调节其功能（图2）。

（3）脊髓小脑系的功能最为重要，分为上传脊髓小脑系和下传小脑脊髓系：

1）上传脊髓小脑系：脊髓小脑前束经结合臂（小脑上脚）传入同侧小脑（图1），以及脊髓小脑后束经绳状体（小脑下脚）传入同侧小脑皮质（图1，图2）。

2）下传小脑脊髓系（图2）：即著名的小脑"两次交叉（double crossing）"。第一次交叉，小脑齿状核发出纤维（齿状核丘脑皮质束）至对侧丘脑；有两个方向，其中向上传到皮质，形成皮质-脑桥-小脑环路。第二次交叉，即丘脑-红核-脊髓束，从丘脑到同侧中脑红核，在中脑和脑桥交界处出红核交叉至对侧脑桥，经脑干到脊髓，即红核脊髓束。这就是小脑病变引起同侧肢体共济失调的根本原因，也是丘脑和中脑病变引起对侧肢体共济失调的内在机制。小脑的"两次交叉"这一知识点非常重要，国内书籍较少提及，虽有论述，但很少明确指出。

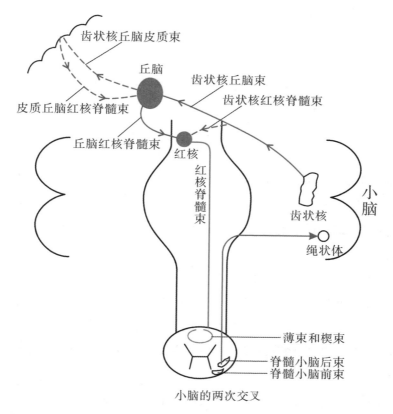

图2 小脑系共济失调功能解剖示意，分为上传脊髓小脑系和下传小脑脊髓系。其中下传小脑脊髓系是通过著名的小脑"两次交叉"形成了小脑到脊髓的联络纤维。本图解释了小脑病变引起同侧共济失调，以及丘脑和中脑病变引起对侧肢体共济失调的内在机制

三、定位的鉴别诊断

（一）深感觉性共济失调

深感觉的传导通路病变可以导致深感觉性共济失调。

1.特征性症状和体征

（1）龙贝格征阳性：龙贝格征（Romberg sign）又称闭目难立征，检查时要求患者双下肢并立，双手平举，睁眼站立稳定，闭目则出现身体左右摇晃，站立不稳。如果病变较轻，可能不出现龙贝格征阳性，此时可做加强试验，即Ram 试验。进行Ram试验时，要求患者双下肢前后站在一条直线上，余同龙贝格征。

（2）为增加身体的稳定性，出现宽基步态。

（3）深感觉障碍，包括肢体的精细触觉、关节的位置觉等。

（4）腱反射减弱。

（5）闭目性头晕。主要见于周围神经和脊髓的病变。由于有前庭、小脑等平衡系统的代偿，脑干、丘脑、皮质的病变不引起明显的深感觉障碍。

2.深感觉性共济失调定位鉴别诊断

（1）周围神经：包括从触觉和位置觉的感受器，经过后根，到达后索前的病变。

1）周围神经病变包括感觉神经病和感觉神经元病。前者见于多发性神经炎，铅、砷、汞中毒，酒精中毒，代谢性疾病等；后者见于副肿瘤性感觉神经元病，如小细胞肺癌的抗Hu抗体阳性的感觉神经元病，以及服用大剂量维生素B6所致的感觉神经元病等。

2）后根病变：多见于转移瘤。

（2）脊髓：脊髓病变累及后索导致深感觉性共济失调。主要见于：

1）代谢性疾病，如多系统联合变性，即亚急性脊髓联合变性。

2）炎症性脱髓鞘性脊髓疾病，如急性脊髓炎、视神经脊髓炎、多发性硬化、急性播散性脑脊髓炎等。

3）压迫性疾病，如外伤、肿瘤或脊髓压迫症。

4）遗传性疾病，如弗里德赖希共济失调（Friedreich ataxia，曾称少年脊髓型遗传性共济失调）。

（二）前庭性共济失调

因前庭病变导致空间定向障碍与平衡障碍，前庭性共济失调分为周围性与中枢性两种。

1.特征性症状和体征

（1）龙贝格征延迟性阳性，即延迟出现站立不稳。

（2）跨阈步态。

（3）眩晕，伴明显旋转感、恶心、呕吐，周围性前庭性共济失调多伴听力丧失或耳鸣；而中枢性前庭性共济失调则没有听力障碍。

（4）眼震，周围性前庭性共济失调始终存在单向性眼震，而中枢性前庭性共济失调可以无眼震，或者单向眼震或（和）垂直性眼震并存。

2.前庭性共济失调定位鉴别诊断

（1）周围性前庭病变导致的共济失调：因周围的前庭器官（椭圆囊、球囊）和半规管病变所致。主要见于7个方面的病变：

1）缺血性病变：多见于脑栓塞（迷路动脉栓塞）。此外，缺血性病变可引起合并BPPV。

2）炎症性病变：见于前庭神经元炎，可同时引起BPPV。

3）感染性病变：见于内耳炎、迷路炎等，也可同时引起BPPV。

4）淋巴循环障碍：见于梅尼埃病。

5）前庭神经异常放电：见于前庭阵发症。

6）前庭前动脉、前庭后动脉特发的收缩舒张功能紊乱：见于前庭性偏头痛。

7）压迫性病变：主要见于听神经瘤、脑膜瘤。

（2）中枢前庭性共济失调：病变部位主要位于脑干的脑桥。脑桥病变多表现为血管性病变（梗死、出血），也表现为炎症（多发性硬化）、肿瘤，常合并脑干损伤的临床症状。

（三）小脑性共济失调

小脑的两次交叉是小脑性共济失调最具有临床意义的解剖学基础，可引起小脑性共济失调的定位包括小脑、丘脑、中脑、脑桥、延髓背外侧。

1.特征性体征和症状

（1）龙贝格征阴性，即睁眼和闭眼都行走不稳，视力没有修正或代偿共济失调的功能。

（2）醉酒步态或宽基步态。

（3）钟摆样腱反射。

（4）眩晕/头晕，表现为中枢性眩晕。

（5）可出现单向性或多向性眼震，包括垂直性眼震。

（6）构音障碍，为小脑性共济失调导致的发音器官的协调功能受损，表现为吟诗样语言或暴发性语言等。

2.分类 小脑性共济失调病因众多，临床可根据起病形式来鉴别诊断，主要分为急性起病的小脑性共济失调和慢性起病的小脑性共济失调。

（1）急性起病的小脑性共济失调：多见于脑血管病，如小脑梗死、延髓背外侧梗死；代谢性疾病，如韦尼克脑病；炎症性疾病，如Bickerstaff脑干脑炎。

1）延髓背外侧梗死（瓦伦贝格综合征，Wallenberg syndrome）：见于小脑下后动脉缺血性病变引起的小脑性共济失调（非前庭性共济失调），主要累及脊髓小脑后束和绳状体等。特征性临床体征和症状有：①眩晕、恶心、呕吐，为累及前庭神经核中的内侧核，影响到了自主神经；②病灶侧软腭瘫痪，出现饮水呛咳，构音障碍，主要累及迷走神经，而舌咽神经并不是主要的受累定位，这一知识点不为广大临床医生所熟知，舌咽神经常被误解为主要责任定位；③交叉性感觉障碍，即同侧面部和对侧肢体出现交叉性麻木；④同侧霍纳征（Horner sign），即病变侧睑裂变小、瞳孔缩小、眼球内陷等。

2）韦尼克脑病：可急性起病，引起的小脑性共济失调主要累及小脑蚓部，可急性起病，其特征性体征和临床症状详见"肢体无力"中的"双下肢无力"。

（2）慢性起病的小脑性共济失调：多见于炎症性脱髓鞘疾病，如多发性硬化；变性性疾病，如酒精性小脑变性、副肿瘤性小脑变性、多系统萎缩（C型，即小脑型）等，也可见于韦尼克脑病；遗传性疾病，如常染色体显性脊髓小脑性共济失调；小脑肿瘤等。

（四）深感觉性、前庭性、小脑性共济失调鉴别要点

深感觉性、前庭性、小脑性共济失调主要从7个方面进行鉴别诊断。

1.龙贝格征　主要检查视觉对平衡功能的代偿作用，深感觉性和前庭性共济失调视觉有代偿功能，而小脑性共济失调视觉没有代偿功能；因此，深感觉性共济失调龙贝格征阳性；前庭性共济失调龙贝格征延迟性阳性；小脑性共济失调龙贝格征阴性。如平衡功能受损较轻，加强试验如Ram试验和Mann试验（即沿直线行走，检查平衡功能），可鉴别出龙贝格征。

2.步态　深感觉性共济失调表现为宽基步态；小脑性共济失调表现为醉酒步态或宽基步态；前庭性共济失调表现为跨阈步态。

3.深感觉障碍　深感觉受累会伴深感觉障碍，前庭和小脑病变无深感觉障碍。作者依据多年实践经验总结出深感觉受累检查最简易、最实用的方法：患者闭目指出检查者所按压患者肢体的对侧相应位置。

4.腱反射　深感觉受累腱反射减弱；前庭受累腱反射不受影响；小脑受累表现为

钟摆样腱反射。

5.眩晕/头晕　深感觉受累时，睁眼头晕减轻，闭眼头晕加重；前庭受累时，伴有明显旋转感、恶心、呕吐，多伴有听力丧失或耳鸣（如为急性起病需高度注意迷路动脉栓塞）；小脑受累时，眩晕/头晕急性或慢性起病，多不伴明显的恶心、呕吐，不伴听力丧失或耳鸣，主要机制是自主神经受累轻或不受累。

6.眼震　前庭和小脑受累均可出现眼震。周围性前庭病变眼震特点：①眼震始终存在；②眼震呈单向性；③无垂直性眼震。中枢性前庭病变和小脑病变的眼震特点：①多有眼震，也可缺如；②眼震可呈单向性，也可呈双向性；③眼震可呈垂直性。深感觉受累不会出现眼震。

7.构音障碍　小脑受累可出现小脑性构音障碍，即语言性共济失调；前庭和深感觉共济失调没有明显的构音障碍。

参考文献

［1］BASTIAN A J. Mechanisms of ataxia. Phys Ther, 1997, 77(6): 672-675.

［2］ALBIN R L. Dominant ataxias and Friedreich ataxia: an update. Curr Opin Neurol, 2003, 16(4): 507-514.

［3］MANTO M, MARMOLINO D. Cerebellar ataxias. Curr Opin Neurol, 2009, 22(4): 419-429.

［4］KLOCKGETHER T, PAULSON H. Milestones in ataxia. Mov Disord, 2011, 26(6): 1134-1141.

［5］PANDOLFO M, MANTO M. Cerebellar and afferent ataxias. Continuum (Minneap Minn), 2013 (5): 1312-1343.

［6］Barsottini O G, ALBUQUERQUE M V, BRAGA-NETO P, et al. Adult onset sporadic ataxias: a diagnostic challenge. Arq Neuropsiquiatr, 2014，72(3): 232-240.

［7］CAFFARELI M, KINIA A A, TORRES A R. Acute Ataxia in Children: A Review of the Differential Diagnosis and Evaluation in the Emergency Department. Pediatr Neurol, 2016, 65: 14-30.

［8］KUO S H. Ataxia. Continuum (Minneap Minn), 2019, 25(4): 1036-1054.

［9］PEDROSO J L, VALE T C, BRAGA-NETO P, et al. Acute cerebellar ataxia:

differential diagnosis and clinical approach. Arq Neuropsiquiatr, 2019, 77(3): 184-193.

［10］ARIAS M. Keys to overcoming the challenge of diagnosing autosomal recessive spinocerebellar ataxia. Neurologia, 2019, 34(4): 248-258.

锥体外系（extrapyramidal system）的主要功能是调节肌张力，协调肢体的随意运动，使肢体的运动功能更加完美。简而言之，锥体外系是锥体系之外的系统，存在的目的主要是协调、辅助锥体系，从而使锥体系主导的躯体和肢体的运动功能更加协调、更加完美，两者是运动系统不可或缺的两个组成部分。在临床上，锥体外系病变比较常见的症状主要包括震颤、舞蹈症和偏身投掷等。随着人口老龄化日益严重，疾病谱随之发生改变，锥体外系疾病在临床上越来越受重视，相关的神经系统亚专业得到了长足的发展。

一、定义

锥体外系的主要功能就是修正和维持锥体系的正常功能，使锥体系支配的运动更加协调、适中，从而为锥体系的随意运动做好准备，同时锥体外系也具有调节肌张力、维持躯体运动姿势的功能。因此，如果锥体外系发生病变，就会导致与随意运动相伴随的不自主运动，引起一系列的临床症状，表现为：①肌张力降低——运动增多症状群；②肌张力增高——运动减少症状群。前者主要表现为舞蹈症和偏身投掷，后者主要表现为震颤等。锥体外系对肌张力、肌肉协调等的调节功能，主要依赖中枢神经递质多巴胺和乙酰胆碱的动态平衡维系；当多巴胺减少或乙酰胆碱相对增多时，可出现胆碱能神经亢进的症状，表现为肢体震颤伴肌张力增高、面容呆板、动作减少而迟缓等症状；反之，则出现运动增多、肌张力减弱，如舞蹈症、偏身投掷等症状。

舞蹈症是指肢体不规则、无节律和无目的的一组不自主运动，可出现于身体任何部位。面部的舞蹈样动作表现为皱额、眨眼、努嘴、吐舌、牵动口角、怪异表情等；上肢的舞蹈样动作表现为近端肌群受累，如耸肩、急速挥动上肢、伸臂摆手、手指伸屈等动作；下肢的舞蹈样动作较少。总体表现特点：上肢比下肢重，远端比近端重；随意运动或情绪激动时加重，安静时减轻，入睡后消失。

偏身投掷是指一侧性的舞蹈症，由于肢体的近端肌肉受累而表现为一侧肢体猛烈、无规律的跨越和投掷样不自主运动，运动幅度大，力量强。

震颤是指主动肌与拮抗肌交替或重复性收缩引起的人体某一部位有节律的、交替的震荡和摆动动作，分为意向性震颤和静止性震颤。意向性震颤见于小脑病变，表现为接近目标时，震颤加重，静止时没有震颤（非本部分所关注的内容）。本部分主要阐述静止性震颤，这是最常见的锥体外系病变引起的震颤，是在安静和肌肉松弛的状态下出现的肢体震颤，通常呈4～6次/s的频率，多发生于手指（如"搓丸样"运动）、下颌、唇舌、手臂、下肢等部位，活动时震颤减轻，睡眠时消失，常见于帕金森病（parkinson disease，PD）。

二、定位提纲

锥体外系病变累及皮质下基底核的灰质核团，包括豆状核（壳核和苍白球）、纹状体（豆状核和尾状核），以及丘脑、底丘脑、黑质、红核等。锥体外系发自大脑皮质，在下行途中先与纹状体发生联系，然后经过多次换元后抵达脊髓前角运动神经元，在此过程中形成的三个环路是锥体外系病变的基础：皮质-皮质环路（corticocortical loop）、苍白球-纹状体环路（striatopallidal loop）、纹状体-黑质环路（nigrostriatal loop）。前两个环路病变导致舞蹈症和偏身投掷，最后一个环路病变引起震颤等症状（图1）。

皮质-皮质环路：从大脑皮质发出的纤维经尾状核、壳核（发育学上，出现晚于苍白球，因此两者合称新纹状体，而苍白球为旧纹状体）到达苍白球内侧核，再次发出纤维到丘脑内侧核和外侧核，最后回到皮质。这一环路出现功能障碍，导致运动增多，如舞蹈症。

苍白球-纹状体环路：从尾状核、壳核，到达苍白球外侧核、底丘脑，再回到苍白球的内侧核，最后又回到新纹状体。这一环路病变导致偏身投掷等症状。

纹状体-黑质环路：从新纹状体发出纤维到达中脑的黑质，黑质又发出纤维回到新纹状体。这一环路是导致震颤的病理生理学基础，在震颤的定位诊断中非常重要。

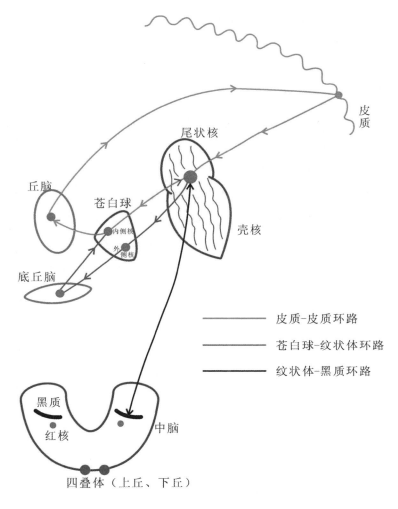

图1　锥体外系病变功能解剖示意。锥体外系的三个环路分别是皮质–皮质环路、苍白球–纹状体环路、纹状体–黑质环路；病变分别引起舞蹈症、偏身投掷和震颤等症状

三、定位的鉴别诊断

（一）舞蹈症

皮质–皮质环路病变可导致舞蹈症等，最常见于4类定性：血管性病变、代谢性疾病、炎症性疾病和变性病等。

1. 血管性病变　多见于尾状核梗死。责任血管主要是大脑前动脉A_2段深穿支Heubner回返动脉（recurrent artery of Heubner, RAH），因其血流方向与大脑前动脉相反，故称为回返动脉。

血管性病变的特征性症状：

（1）对侧肢体舞蹈症。

（2）对侧肢体轻微而短暂的无力。

（3）双向精神障碍：烦躁、抑郁/缄默，或两者并存。

2. 代谢性疾病 常见于糖尿病性非酮症性偏侧舞蹈症。

代谢性疾病的特征性症状：

（1）有明确的糖尿病病史。

（2）急性起病的舞蹈症状，表现为一侧肢体舞蹈样不自主运动，以上肢为主。

（3）主要累及右侧尾状核，原因为糖尿病性非酮症性渗出，渗出到右侧尾状核；少见于左侧尾状核（多为血管病变导致），但如病情进展可能累及双侧。

3. 炎症性疾病 最常见于桥本脑病（Hashimoto encephalopathy, HE）、小舞蹈症（Sydenham chorea）等。

（1）桥本脑病：是一种与甲状腺疾病相关的自身免疫性脑病。

桥本脑病的特征性症状：

1）甲状腺功能多有异常。

2）抗甲状腺过氧化物酶抗体（thyroperoxidase antibodies, anti-TPO）增高最有临床意义，常高出正常30多倍。

3）脑电图多有异常。

4）起病形式有两种：一种是脑病形式起病，一种是卒中形式起病。

5）桥本脑病患者对激素治疗敏感，因此也称激素反应性自身免疫性甲状腺炎相关性脑病（steroid-responsive encephalopathy associated with autoimmune thyroiditis, SREAT）。

（2）小舞蹈症：是风湿热在神经系统引起的风湿性舞蹈症（又称风湿性舞蹈病）。

小舞蹈症的特征性症状：

1）多见于儿童和青少年，女性多见，约是男性的3倍。

2）多有上呼吸道感染等链球菌感染史。

3）急性或亚急性起病的舞蹈病，可以是全身性的，也可以是一侧较重，主要累及面部和肢体远端，表现为挤眉、弄眼、噘嘴、吐舌、扮鬼脸，上肢各关节交替伸屈、内收，下肢步态颠簸；精神紧张时加重，睡眠时消失。

4）同时伴有肌张力降低和肌力减退，肌无力是本病的特征性体征。

5）多伴有精神症状。

4. 变性病 主要见于肝豆状核变性（hepatolenticular degeneration，WD）和亨廷顿病（Huntington disease，HD）。

（1）肝豆状核变性：也称威尔逊病（Wilson disease，WD），是一种遗传性铜代谢障碍所致的肝硬化和以基底核为主的脑部变性疾病。

肝豆状核变性的特征性症状：

1）通常在儿童期或青少年期发病，以肝脏症状起病者平均年龄约11岁，以神经症状起病者平均年龄约19岁。

2）几乎所有的患者均出现眼睛K-F环，尤其是神经系统受累者。

3）慢性肝硬化。

4）神经系统症状：可出现舞蹈症、震颤麻痹、怪异表情、构音障碍等，系由尾状核、壳核、大脑皮质、小脑不成比例受损所致。

5）血浆铜蓝蛋白显著降低，甚至为零，肝铜明显增高，多高于正常值的5倍以上。

6）有家族史。

（2）亨廷顿病：亨廷顿病是一种常染色体显性遗传的基底核和大脑皮质变性疾病。

亨廷顿病的特征性症状：

1）多中年起病（30～50岁），可出现遗传早现现象，在连续的后代中有提前发病的现象。

2）60岁以后发病的多为良性老年性亨廷顿病。

3）缓慢进展的舞蹈症，见于累及尾状核者。

4）缓慢进展的痴呆，多累及大脑皮质。

5）有遗传史。

（二）偏身投掷

纹状体-苍白球环路发生病变，可发生偏身投掷。见于苍白球或丘脑底核的脑血管病，如脑梗死或少量出血，以及脑炎、风湿等。

偏身投掷的特征性症状：

（1）突发的以上肢为重的一侧肢体偏身投掷运动，以肢体近端肌肉受累为主。

（2）起病数周内可自发痊愈。

（3）个别患者可有一过性偏身投掷症状。

（三）震颤

临床上最常见的是帕金森病引起的震颤，帕金森病是纹状体和黑质变性所致，定位在纹状体–黑质环路。其特征性表现：①静止性震颤；②肌强直，肌张力增高；③运动迟缓、面部表情呆滞，小写征；④姿势步态障碍，如慌张步态等。

在临床上有不少疾病具有和帕金森病相似的症状，但发病机制不同，鉴别诊断对治疗和预后特别有意义。帕金森病需要和以下12种不同的帕金森综合征相鉴别。

1. 抑郁状态　抑郁状态的患者，自主运动减少，情绪波动时可伴肢体震颤。

抑郁状态特征性症状：

（1）多愁善感的面容。

（2）单调的声音。

（3）自主运动减少。

（4）双侧受累常对称，而帕金森病呈"N"型发病，即常始于一侧上肢，逐渐累及同侧下肢，再波及对侧上肢及下肢。

（5）抑郁状态的患者服用抗抑郁药物有效。

2. 良性家族性震颤　又称良性特发性震颤。

良性家族性震颤特征性症状：

（1）主要累及身体的中轴——头部，个别病例也可同时累及上肢，但不累及下肢，临床症状表现为点头或摇头，此与帕金森病不同，帕金森病特异症状是累及下颌，而不是整个头部。

（2）通常不伴其他神经系统症状。

（3）除了带来外表和社交的尴尬，几乎不导致残疾。

（4）少量饮酒可使症状短暂显著缓解。

（5）多早年起病。

（6）有家族史。

3. 多系统萎缩（multiply systemic atrophy，MSA）　是进展性神经系统变性疾病，属于突触核蛋白病（synucleinopathy）。近年来该病逐渐受到重视，但是过于宽松的诊断使本病的发病率被夸大。

多系统萎缩特征性症状：

（1）60岁左右发病，发病率1/10万。

（2）主要表现为自主神经功能障碍，是原发的自主神经系统变性引起的症状，而且是首发症状。男性最早表现为阴茎勃起功能障碍，女性最早表现为尿失禁，特征性症状是斑纹和手凉。

（3）帕金森综合征见于多系统萎缩-P型。特点是双侧同时受累、对左旋多巴治疗反应不良，仅1/3患者有效，且维持时间不长，以及易出现异动症等不良反应。

（4）小脑性共济失调见于多系统萎缩-C型。

（5）磁共振检查的典型征象：壳核低密度灶、壳核边缘高密度灶。

4. 路易体痴呆（dementia with lewy body） 是一种神经系统变性疾病，属于突触核蛋白病的一种。

路易体痴呆特征性症状：

（1）发病年龄为50~85岁。

（2）最具特征的症状是波动性认知障碍，通常在24小时内有明显的波动。认知障碍在震颤麻痹出现之前或者震颤麻痹出现以后很快出现，且进展很快；而帕金森病认知障碍发生于疾病的晚期。

（3）以视幻觉为突出表现的精神症状。由于认知障碍出现较早，故早期即可出现视幻觉。

（4）震颤麻痹通常相对不明显，呈双侧对称性受累。

5. 进行性核上性麻痹（progrssive superanuclear palsy, PSP） 是一种特发性的变性疾病，为主要影响脑皮质下灰质区的 τ 蛋白病（tauopathy）。

进行性核上性麻痹特征性症状：

（1）发病年龄为45~75岁。

（2）特殊步态：走路时呈后仰（posterocollis）步态，而帕金森病是前倾（anterocollis）步态。

（3）中脑、脑桥萎缩导致影像学蜂鸟征（hummingbrid sign）。

（4）核上性眼肌麻痹特别是上视麻痹。

（5）中枢性延髓麻痹出现面瘫、构音障碍、吞咽困难、咽反射亢进等。

（6）震颤麻痹，肢体的强直和运动迟缓可能颇似帕金森病，但震颤不显著。

（7）轻度痴呆。

6. 皮质基底核变性（corticobasal degeneration, CBD） 是一种罕见的非家族性

变性疾病，也是 τ 蛋白病的一种。

皮质基底核变性的特征性症状：

（1）发病年龄在50～60岁以后。

（2）皮质功能缺失，如失用、失语、忽视等。

（3）一侧肢体笨拙、强直。当运动笨拙和强直是显著的特征时，本病有时与帕金森病相似，但皮质基底核变性明显的功能残疾主要原因是肢体观念运动性失用，次要原因才是锥体外系功能缺失。

（4）左旋多巴治疗无效。

7. 肝豆状核变性　在20岁以前多表现为帕金森综合征，年龄大的多表现为舞蹈症。特征性症状详见舞蹈症。

8.亨廷顿病　早期表现为舞蹈症，随着病情进展，舞蹈症可逐渐减轻，而帕金森综合征渐趋明显。特征性症状详见舞蹈症。

9.血管性帕金森综合征（vascular parkinsonism, VP）　临床表现类似帕金森病，多由脑血管病变如多发性腔隙性脑梗死、基底核腔隙状态、淀粉样血管病，以及皮质下白质脑病等引起，少见于中脑梗死累及动眼神经、红核、黑质和内侧丘系。

血管性帕金森综合征特征性症状：

（1）急性起病，而非帕金森病的进行性起病。

（2）随时间可以自发性改善，和血管病变相关。

（3）多巴胺治疗有效。

（4）脑干受累的相应症状：同侧动眼神经受累，对侧震颤麻痹，系由累及同侧动眼神经和黑质导致的；同时精细触觉受累，系由内侧丘系受累导致。

（5）基底核梗死引起的帕金森综合征，下肢病变重于上肢，故而又称下身帕金森综合征（low-body parkinsonism）。多见痴呆，不见慌张步态，与帕金森病不同。

10. 正常压力脑积水（normal pressure hydrocephalus, NPH）　多病因不明，少数病例可见于头部外伤、颅内出血、脑膜脑炎，通常在数月期间进展为正常压力脑积水。

正常压力脑积水的特征性症状：

（1）磁性步态（magnetic gaits）：通常为始发症状，行走时双下肢无力、抬腿困难，如穿着铁鞋在磁铁上行走，但卧位时上述症状不明显。

（2）尿失禁，常在疾病晚期出现。

（3）痴呆，经常为轻度隐匿起病。

（4）影像学显示脑室有扩大，但没有脑萎缩。

（5）移去少量脑脊液（20 mL左右），症状戏剧性地出现短暂改善。

11. 克罗伊茨费尔特–雅各布病（Creutzfeldt–Jakob disease, CJD） 是最常见的人类朊病毒病（prion disease），主要累及皮质、基底核和脊髓，故又称皮质–纹状体–脊髓变性。

克罗伊茨费尔特–雅各布病特征性症状：

（1）进行性痴呆：累及皮质变性所致。

（2）震颤麻痹：系纹状体–黑质环路变性所致。

（3）肌痉挛：脊髓上运动神经元损害所致。是否伴肌痉挛为本病与帕金森病相鉴别的要点。

12. 药物性/中毒性帕金森综合征（drug induced parkinsonism）

（1）引起帕金森综合征药物多为多巴胺受体拮抗剂：①抗精神类药物，如吩噻嗪类、丁酰苯类等；②抗抑郁类药物，如SSRI类药物；③扩血管药物，如氟桂利嗪等。

（2）中毒性帕金森综合征：多见于一氧化碳中毒、锰中毒等。这类疾病多具有药物和毒物接触史。

参考文献

［1］FAHN S. The varied clinical expressions of dystonia. Neurol Clin, 1984, 2, 541-554.

［2］FAHN S, BRESSMAN S B, MARSDEN C D. Classification of dystonia. Adv Neurol, 1998, 78, 1-10.

［3］NEYCHEV V K, GROSS R E, LEHERICY S, et al. The functional neuroanatomy of dystonia. Neurobiol Dis, 2011,42, 185-201.

［4］WILFRED F A D. Neuropathological Diagnostic Considerations in Hyperkinetic Movement Disorders. Front Neurol, 2013, 4: 7.

［5］ANTOMELLA M, DAVIDE M. What is new in tics, dystonia and chorea? Clin Med (Lond) , 2016, 16(4): 383-389.

［6］ERRO R, STAMELOU M. The Motor Syndrome of Parkinson's Disease. Int Rev

Neurobiol, 2017, 132: 25-32.

［7］ SHANNON L D, HARVERY S S. Treatment of Sydenham's Chorea: A Review of the Current Evidence.Tremor Other Hyperkinet Mov (N Y), 2017, 7: 456.

［8］ ROGER P S, MICHAEL J A, DAVID A G. Movement disorder// Clinical neurology. 10th ed. McGraw Hill, 2018, 311-343.

［9］ HAYES M T. Parkinson's Disease and Parkinsonism. Am J Med, 2019, 132(7): 802-807.

痫 性发作（seizure）是神经科急症的常见症状，和癫痫（epilepsy）的诊断相互关联，而且癫痫被认为是反复痫性发作的一组临床综合征。痫性发作和癫痫都是临床症状，痫性发作常被临床医生包括神经科医生诊断为"癫痫"。其实，在神经病学中并没有"癫痫"这个诊断。以"原发性癫痫"为诊断的疾病，在儿童神经病学中较为常见。成年人癫痫大多数是由特定病因导致的一组临床症状，是本部分讨论的内容。癫痫的发病机制几乎都是皮质功能受影响而引起的异常放电，其定位基本都在皮质，因此本部分主要从癫痫的不同病因来阐述具有相同症状的鉴别诊断。

一、定义

痫性发作是指由大脑皮质神经元异常放电导致的短暂性脑功能障碍。癫痫是一组以反复痫性发作为特征的综合征，也是痫性发作的慢性临床过程，是反复发作性意识丧失的一个常见原因，其本身系由特定病因所致。痫性发作是指一次发作过程，短暂而有自限性；然而只有一次痫性发作，不认为是癫痫的症状，癫痫强调的是反复的痫性发作。由于累及皮质的部位不同，故而痫性发作的表现形式也不尽相同，有部分性或全面性的运动、感觉异常，自主神经、精神性发作，以及失神发作、自动症等。

二、病因提纲

1.脑血管病

（1）脑卒中。

（2）脑血管畸形。

2. 颅内感染

（1）病毒感染。

（2）细菌感染。

（3）真菌感染。

（4）螺旋体感染。

（5）寄生虫感染。

3.颅内占位 颅内肿瘤、颅内血肿和脑脓肿等。

4.全身性疾病

（1）代谢性疾病：

1）低血糖症。

2）低钠血症。

3）低钙血症。

4）高渗状态。

（2）系统性疾病：

1）肝、肾性脑病。

2）高血压脑病。

3）子痫。

4）戒断反应。

5）药物中毒。

6）高热。

三、病因的鉴别诊断

由于每一次痫性发作，定位几乎都在皮质（少部分在皮质下的白质），因此相对其他症状，定因对痫性发作的临床鉴别诊断更有意义。在神经科的临床过程中，最常见的导致痫性发作的病因包括脑血管病、颅内感染、颅内占位、全身性疾病（如代谢性疾病和系统性疾病）等。明确引起痫性发作的病因，对癫痫的诊断和治疗很重要，因为治疗必须针对潜在的病因并同时控制痫性发作。常见痫性发作或癫痫的病因鉴别诊断简述如下。

（一）脑血管病

1.脑卒中 脑卒中引起痫性发作主要见于蛛网膜下腔出血、脑栓塞以及脑实质出血。

脑卒中特征性表现：

（1）急性起病。

（2）常伴有神经系统功能的缺陷，如剧烈头痛、神志障碍、偏瘫、复视、失语或构音障碍、眼睑下垂等。

（3）蛛网膜下腔出血是最常见的引起痫性发作的脑卒中类型，在血压升高，控制不佳的情况下，可提前给予抗癫痫药物，预防痫性发作带来的致命后果——动脉瘤再次破裂。这是在*Clinical Neurology*中唯一提到的预防痫性发作而提前用药的情况。

（4）皮质脑栓塞引起的痫性发作占脑卒中的第二位。

（5）脑实质出血包括皮质出血，引起的痫性发作相对少见，皮质下的壳核出血常伴有痫性发作，而基底核、小脑、丘脑、脑桥出血则很少导致痫性发作。总体来说，10%左右的累及大脑皮质的脑卒中患者可产生痫性发作。

2.脑血管畸形　是引起颅内自发性蛛网膜下腔出血的第二位病因。脑血管畸形引起的痫性发作常见于脑动静脉畸形和脑海绵状血管瘤——血管畸形破裂出血继发痫性发作；血管畸形未破裂而伴发痫性发作可能与其对邻近脑组织的刺激性作用有关。

（1）脑动静脉畸形 (brain arteriovenous malformation，BAVM)：是最常见的脑血管畸形，也称脑血管瘤。由于脑动脉和脑静脉直接相通，缺乏毛细血管，形成动静脉短路，导致脑血流动力学紊乱。临床上，当患者自述"能听见脑子里的血流声"时，应排除本病。

脑动静脉畸形特征性表现：

1）反复颅内出血，可见蛛网膜下腔出血、脑出血、硬膜下出血等。

2）部分性或全身性癫痫发作，多见于较大的脑动静脉畸形。

3）短暂性脑缺血发作和进行性神经功能障碍。

（2）脑海绵状脑血管瘤 (brain cavernous hemangioma)：是指由薄壁血管组成的海绵状畸形血管团，缺乏动脉成分，病灶常位于硬脑膜外颅中窝底，以40~50岁成年人多见。由于数字减影血管造影（DSA）较难发现，故也称隐匿性血管畸形。

脑海绵状脑血管瘤特征性表现：

1）痫性发作为脑海绵状血管瘤最常见的症状，发生率明显高于脑动静脉畸形，一部分表现为难治性癫痫，机制与病灶或出血对周围脑组织的压迫、刺激或脑实质胶质增生有关；男性患者多见。

2）几乎所有脑海绵状血管瘤患者都伴有出血，由于供血血管压力小，出血的严重性远远低于脑动静脉畸形。

3）常伴有神经功能缺损。

（二）颅内感染

颅内感染发病的定位不外乎脑实质（包括脊髓）、软脑膜、血管等。感染的病原微生物，即病因决定了患者的预后，对治疗有重要的价值，所以定因的意义远远超过了定位。在临床上，无论是脑炎、脑膜炎、脑膜脑炎，还是血管炎等，病原菌不外乎病毒、细菌、真菌、螺旋体和寄生虫。

1.病毒感染 常见于病毒性脑炎，病毒主要累及皮质，累及脑膜少。不同的病毒可导致不同的颅内感染，如虫媒病毒可引起流行性乙型脑炎，疱疹病毒可导致单纯疱疹性病毒脑炎、带状疱疹性病毒脑炎，艾滋病病毒、肠道病毒引起的病毒性脑炎。临床上，最常见的病毒性脑炎，多由柯萨奇病毒、腮腺炎病毒等引起，当肠道病毒感染累及脑膜，1周自愈率达80%，这一知识点不为广大的神经科医生所熟知。病毒性脑炎引起的痫性发作常伴有急性发病、发热、痫性发作、脑脊液无特征性改变等症状。

2.细菌感染 常见于化脓性脑膜炎/脑膜脑炎、结核性脑膜炎/脑膜脑炎，少见于布氏杆菌性脑膜炎/脑膜脑炎。细菌感染常累及脑膜，部分累及脑实质，如化脓性脑炎导致的脑脓肿、结核性脑炎引起的脑实质结核结节等。当细菌性脑炎引起痫性发作时，常伴有发热及脑脊液的白细胞明显升高，多见于化脓性脑炎；随着疾病谱的改变，结核性脑炎和布氏杆菌脑炎临床症状和脑脊液很少见到典型的特征改变。

3.真菌性感染 临床常见于新型隐球菌性脑炎/脑膜炎，常继发于免疫力低下，如HIV感染等。真菌感染的临床和实验室检查更不典型，墨汁染色阳性率低，常被误诊为"结核感染"，最后由于抗结核治疗无效，才转而按真菌感染治疗，诊断为本病。本病花费巨大，疗效匮乏，为临床比较棘手的颅内感染。

4.螺旋体感染 常见于：①中枢性钩端螺旋体病，见于长江流域，如湖北的洪湖流域、江苏的洪泽湖流域；②莱姆病，以东北等林区多见；③神经梅毒等螺旋体性脑炎所致的痫性发作，除颅内感染的症状外，流行病学和特异性的血清学诊断尤其重要。

5.寄生虫感染 包括脑囊虫病、脑血吸虫病、弓形虫病等，以脑囊虫病多见。脑囊虫病引起的痫性发作特征性鉴别要点：影像学有特有的征象，如可以看到囊虫的头节等；脑脊液可检测到脑囊虫抗体阳性。

（三）颅内占位

累及皮质的占位性病变，如颅内肿瘤、颅内血肿和脑脓肿等，均有可能引起痫性发作。

颅内占位的特征性表现，除痫性发作外，尚可见到：

（1）头痛、呕吐，系由颅内压增高所致。

（2）视神经乳头水肿，由颅内压增高、眼静脉回流受阻，导致视神经乳头边界欠清、静脉充血、渗出或出血所致；中晚期因视神经萎缩而视力逐渐减退。

（3）病情进展迅速，可引起脑疝等致命性并发症。

（4）胶质母细胞瘤、星形细胞瘤及脑膜瘤是痫性发作最常见的脑占位性病变，主要与这些肿瘤的高患病率有关。

（四）全身性疾病

1.代谢性疾病

（1）低血糖症：当血糖水平为20～30 mg/dL (1.1～1.7 mmol/L) 时可产生痫性发作，尤其是血糖水平快速下降时。

（2）低钠血症：当血钠水平低于120 mmol/L时可能伴发痫性发作，尤其是自较高水平快速下降后。

（3）低钙血症：当血清钙水平在2.2 mmol/L以下时可能导致痫性发作，伴或不伴手足搐搦。

（4）高渗状态：高渗状态包括高渗性非酮性高血糖症和高钠血症，当血浆渗透压浓度升高至约330 mmol/L以上时可致痫性发作。

2.系统性疾病

（1）肝、肾性脑病：部分肝性脑病患者可伴发局灶性或全面性痫性发作。发病机制：肝病时肝细胞解毒功能低下，或因静脉血的门-体分流而产生氨及其他含氮的毒性物质，当这些毒性物质在血液中积聚，并弥散到脑部，可诱发局灶性或全面性痫性发作。尿毒症在迅速进展时也可引起痫性发作，但与血清尿素氮的绝对水平关系不大。

（2）高血压脑病：①在明确的高血压脑病基础上发生的痫性发作；②多为全面性强直-阵挛性发作，也可出现部分性发作。

（3）子痫：临床常见于有高血压、蛋白尿和水肿等先兆子痫症状并排除其他病因的妊娠妇女。

（4）戒断反应：

1）戒断性痫性发作主要见于酒精和镇静药戒断后。

2）90%的酒精戒断痫性发作出现在停止或减少酒精摄入后48小时内，并以出现1~6次短暂而快速的全面性–阵挛发作和在12小时内消退为特征。

3）典型的镇静药急性戒断痫性发作发生在戒断后的2~4天，但也可长达1周，可发作1次或多次，表现为全面性–阵挛发作，通常可自行消退。

4）极少表现为局灶性发作，如出现局灶性发作，一定注意查找另外的原因。

（5）药物中毒：与痫性发作有关的药物主要有抗抑郁药、抗精神病药、可卡因、胰岛素、异烟肼、利多卡因和甲基黄嘌呤类药物。上述药物过量使用可诱发痫性发作，也可加重癫痫，以全面性强直–阵挛发作最常见，但也可出现局灶性或多灶性部分性发作。

（6）高热：①通常引起痫性发作的为严重高热（体温≥42℃）。②临床表现可包括痫性发作、意识模糊状态或昏迷、休克及肾衰竭等。

此外，尚有继发于头部外伤的痫性发作，主要见于凹陷性颅骨骨折、脑内或硬膜下血肿等压迫性病变。尤其是发生在围产期的创伤，头部创伤后第1周的痫性发作可能为暂时性的，可发展为或不发展为反复的痫性发作。在一般人群中占新发癫痫2/3的特发性/隐源性痫性发作，现有检查手段不能发现明确病因的多为成年人。在一次无诱因的痫性发作后，35%左右的患者会有复发，即发展为癫痫；第二次发作可增加复发风险到75%左右，故此时应开始应用抗癫痫药。

参考文献

［1］MYINT P K, STAUFENBERG E F, SABANATHAN K. Post-stroke seizure and post-stroke epilepsy. Postgrad Med J, 2006, 82(971): 568-572.

［2］SHARMA A. Seizures and epilepsy in children. Indian J Pediatr, 2013, 80(11): 925-935.

［3］ST LOUIS E K, CASCINO G D. Diagnosis of Epilepsy and Related Episodic Disorders. Continuum (Minneap Minn), 2016, 22 (1 Epilepsy):15-37.

［4］VEZZANI A, FUJINAMI R S, WHITE R S, et al. Infections, inflammation and epilepsy. Acta Neuropathol, 2016, 131(2): 211-234.

［5］VECHT C, ROYER-PERRON L, HOUILLIER C, et al. Seizures and Anticonvulsants in Brain Tumours: Frequency, Mechanisms and Anti-Epileptic Management. Curr Pharm Des, 2017, 23(42): 6464-6487.

［6］HON K L, LEUNG A K C, TORRES A R. Febrile Infection-Related Epilepsy Syndrome (FIRES): An Overview of Treatment and Recent Patents. Recent Pat Inflamm Allergy Drug Discov, 2018, 12(2): 128-135.

［7］UNTERBERGER I, BAUER R, WALSER G，et al. Corpus callosum and epilepsies. Seizure, 2016, 37: 55-60.

［8］YUEN A W C, KEEZER M R, SANDER J W. Epilepsy is a neurological and a systemic disorder. Epilepsy Behav, 2018, 78: 57-61.

［9］YANF H, RAJAH G, GUO A, et al. Pathogenesis of epileptic seizures and epilepsy after stroke. Neurol Res, 2018, 40(6): 426-432.

［10］JOHNSON E L. Seizures and Epilepsy. Med Clin North Am, 2019, 103(2): 309-324.

16 间歇性跛行

间 歇性跛行（intermittent claudication）临床上主要指下肢间歇性跛行，患者多以"间断性腿痛，不能正常行走，休息后疼痛减轻，可继续行走"为主诉至神经内科、骨科、疼痛科、介入科、血管外科及急诊就诊。了解间歇性跛行的病因及发病机制，对正确诊断和治疗这一症状，解除患者肢体疼痛，具有非常重要的意义。

一、定义

间歇性跛行是指患者开始行走或行走一段路程（一般100米左右）以后出现单侧或双侧腰腿酸痛、麻木无力，以致不能正常行走，出现跛行，蹲下或坐下休息2~5分钟后，症状可很快缓解或消失，仍可继续行走，但会反复出现上述过程。间歇性跛行的发病机制为由各种不同的病因导致周围神经受压或者缺血，从而引起周围神经刺激性疼痛。因此从病因学上把间歇性跛行分为神经源性和血管源性来阐述其诊断，更贴合临床，对疾病的对因治疗更有意义。

此外，尚有两种不同的间歇性跛行，下颌性间歇性跛行(jaw claudication)和视觉性间歇性跛行(optic claudication)。前者主要指下颌咀嚼时出现疼痛，休息后减轻，反复发作，多见于颞动脉炎或颞下颌关节功能紊乱症；而后者则见于视力正常和采光正常情况下，出现间歇性视力减退，休息后减轻，多见于眼动脉或视网膜中央动脉狭窄导致的视网膜缺血。

二、病因提纲

1.神经源性

（1）椎管狭窄。

（2）腰椎间盘突出。

2.血管源性

（1）下肢缺血：

1）闭塞性动脉粥样硬化。

2）血栓闭塞性脉管炎。

（2）脊髓缺血。

三、病因的鉴别诊断

间歇性跛行的发病均是累及与下肢相关的神经所致，因此定位不能作为间歇性跛行的鉴别诊断，而其病因包括神经源性因素和血管源性因素，且导致这两种因素的病因各不相同，故临床中主要通过神经和血管病变的具体病因来鉴别诊断。

（一）神经源性因素

神经源性间歇性跛行主要见于椎管狭窄和腰椎间盘突出等。

1.椎管狭窄 椎管狭窄多见于腰椎椎管狭窄，少见于胸椎椎管狭窄。临床分为先天性椎管狭窄和继发性椎管狭窄。先天性椎管狭窄包括软骨发育不全。继发性椎管狭窄为间歇性跛行最常见的病因，其病因包括椎骨向前移位、肢端肥大症、椎体和关节退化、骨质增生、黄韧带肥厚、外伤导致的椎体后缘断裂、硬膜外脂肪瘤等；多见于中老年人，与随着年龄增长腰椎骨质增生、韧带增厚导致神经周围空间变小而行走时受压，以及行走时黄韧带压迫脊髓的根动脉导致马尾及神经根缺血有关。

（1）腰椎椎管狭窄间歇性跛行：主要累及马尾神经根，因此也称马尾源性椎管狭窄间歇性跛行。

马尾源性椎管狭窄间歇性跛行特征性症状：

1）直立或平路行走时出现症状，蹲下、坐位或平卧时缓解，其机制主要为直立或行走时，椎体和神经根压力增大，在椎管狭窄的基础上加上行走时下肢肌肉的牵拉，使相应的神经根缺血，从而引起行走的牵拉痛；当蹲下、坐位或平卧时，神经根压力解除，肌肉牵拉停止，脊髓和神经根的缺血得到缓解，因此疼痛消失。

2）腰部前屈可不出现症状，如爬山、骑自行车时，究其原因是椎体压力少于直立行走，而且腰部前屈时肌肉牵拉减少，这是区别中央型腰椎间盘突出的一个主要鉴别点。

3）多有腰背痛病史或伴有腰背痛。

4）体征少：腰椎椎管狭窄引起的间歇性跛行症状多，但是阳性体征较少，这是本症状的另一个特点。

（2）胸椎椎管狭窄所致间歇性跛行：主要累及胸段脊髓，因此也称脊髓源性椎管狭窄间歇性跛行。

脊髓源性椎管狭窄间歇性跛行特征性症状：

1）间歇性跛行由下肢束带感引起的不适或无力而导致，和马尾源性间歇性跛行（椎管狭窄和腰椎间盘突出引起的马尾受累）的疼痛分布区明显不同，是两者的鉴别要点。

2）可伴有锥体束征。

3）步行负荷试验阳性：步行前无锥体束征，步行后引起间歇性跛行，出现锥体束征。

4）机制不明，目前认为有两种：第一，胸段脊髓受压，主要由于胸椎的退行性病变压迫脊髓所致；第二，胸段脊髓受压后，引起脊髓的动脉血供减少，或静脉淤血或充血，或脊髓动脉缺血和静脉淤血同时存在，从而使脊髓的微循环减少。

马尾源性椎管狭窄间歇性跛行和脊髓源性椎管狭窄间歇性跛行的症状学鉴别要点：步行负荷试验可以诱发的下肢疼痛不一样，前者为神经根放射痛，后者为节段性或整个下肢的束带感等；前者无锥体束征，腱反射减弱，后者锥体束征阳性或由弱变强。

2.腰椎间盘突出　腰椎间盘突出可出现间歇性跛行，以中央型腰椎间盘突出多见，多累及马尾/神经根，这种跛行也称马尾源性椎间盘突出间歇性跛行，依据其特征性的临床表现，不难区分。

中央型腰椎间盘突出间歇性跛行特征性症状：

1）腰痛：多为首发症状。

2）下肢放射痛，多为坐骨神经分布区的放射痛。

3）单下肢无力、麻木，活动时如神经压迫加重，可出现间歇性跛行症状。

4）腰部前屈受限明显，此与腰椎椎管狭窄前屈时症状缓解具有鉴别意义。

马尾源性椎管狭窄和腰椎间盘突出两者所致的间歇性跛行的主要症状学鉴别：前者前屈位症状缓解，而后者前屈位则症状加重。

（二）血管源性因素

可致间歇性跛行的血管源性因素主要有下肢或脊髓缺血，下肢缺血可见于闭塞性动脉粥样硬化和血栓闭塞性脉管炎导致的血管狭窄；而脊髓缺血多见于脊髓血管畸形，包括硬脊膜动静脉瘘、脊髓血管瘤等导致的脊髓缺血。下肢和脊髓血管造影是最直接的影像诊断方法。

1.下肢缺血

（1）闭塞性动脉粥样硬化：如图1所示，腹主动脉分为双侧髂总动脉，其分叉处为动脉硬化斑块形成的好发部位，可引起双侧髂总动脉供血不足，进而引起间歇性跛行，称主髂动脉闭塞综合征（Leriche syndrome）。下肢缺血也可见于单侧下肢动脉粥样硬化的闭塞。闭塞性动脉粥样硬化多见于中、大动脉的狭窄，发病人群多为40岁以上的中老年人。

闭塞性动脉粥样硬化间歇性跛行特征性症状：

1）双下肢/单下肢间歇性跛行，步行距离随病程延长改变不明显，这和神经源性间歇性跛行明显不同。

2）肢体疼痛与位置没有关系。

3）疼痛以肢体末端的袜套样感觉为主，不伴深浅感觉障碍，有麻木、发凉，甚至足底发紧感，这和神经源性间歇性跛行不同。

4）足背动脉搏动减弱，负荷试验下肢温度变低，这和神经源性间歇性跛行不同。危险因素包括高血压、高血糖、高血脂和吸烟，以吸烟的危害最大。

（2）血栓闭塞性脉管炎：慢性进行性动脉和静脉节段性炎症病变，内膜增生，血管腔内血栓形成，造成血管闭塞，导致缺血，甚至坏疽。主要为中、小动脉痉挛和血栓形成造成闭塞，致使局部缺血引起间歇性跛行，多见于20～40岁的青壮年吸烟男性。

血栓闭塞性脉管炎间歇性跛行的特征性症状：

1）肢体发作性疼痛及间歇性跛行，病情进展，可以出现静息性疼痛。

2）足背动脉搏动减弱或消失。

3）多伴游走性表浅静脉炎，反复发作。

4）趾甲变形，肢体营养障碍、溃烂，出现肢体坏疽，甚至需要截肢，难以治愈。

此外，下肢血管病变引起的间歇性跛行还包括糖尿病足、多发性大动脉炎累及腹主动脉、原发性游走性血栓性静脉炎、结节性动脉周围炎等疾病。

2.脊髓缺血　引起间歇性跛行的脊髓缺血主要为脊髓短暂性缺血发作，但临床需注意其有进展为脊髓梗死的可能。常见于脊髓的硬脊膜动静脉瘘等。

脊髓缺血间歇性跛行的特征性症状除了脊髓源性椎管狭窄间歇性跛行的特点外，还有：

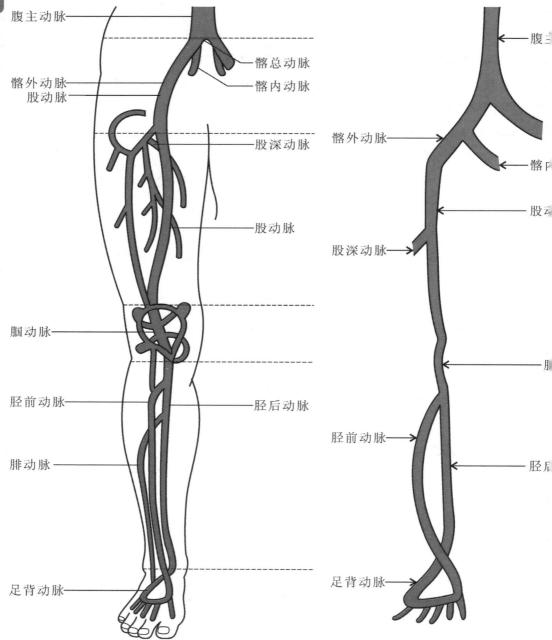

腹主动脉

髂总动脉

髂内动脉

髂外动脉

股动脉

股深动脉

股动脉

腘动脉

胫前动脉

胫后动脉

腓动脉

足背动脉

腹主

髂外动脉

髂内

股动

股深动脉

腘

胫前动脉

胫后

足背动脉

图1　下肢的动脉血供示意。下肢最主要的动脉包括股动脉、腘动脉、胫前动脉、胫后动脉、足背动脉等。下肢动脉的主干是股动脉，股动脉在腹股沟韧带中点深面至股浅部，是髂外动脉的延续；股动脉在股三角内下行，移行为腘动脉。腘动脉在腘窝深部下行至腘肌下缘，分为胫前动脉、胫后动脉（分出腓动脉）；胫前动脉移行为足背动脉

150

1）多表现为下肢远端发作性无力和间歇性跛行。

2）也可表现为仅有自发性下肢远端发作性无力。

3）严重者可表现为发作性瘫痪。

4）下肢血管造影无异常，脊髓血管造影可以发现脊髓血管的异常。

附：下颌性间歇性跛行、视觉性间歇性跛行

1.下颌性间歇性跛行　下颌性间歇性跛行是指在咀嚼食物的过程中出现下颌的酸痛不适，停止咀嚼后好转。主要见于颞动脉炎。

下颌性间歇性跛行特征性症状：

（1）颌跛行常是首发症状。

（2）头痛：颞动脉分布区严重头痛和头皮触痛。

（3）部分患者中晚期累及眼动脉及视网膜动脉引起视力障碍。

2.视觉性间歇性跛行　视觉性间歇性跛行是指在视力正常、光线非常充足的情况下，视物过程中出现视力明显下降，休息后好转。主要由眼动脉或视网膜中央动脉狭窄引起的视网膜缺血所致。

视觉性间歇性跛行特征性症状：

（1）主要表现为视觉间歇性跛行，休息后恢复正常，重新视物后再次发作。

（2）与视网膜中央动脉的短暂性缺血发作及梗死不同，视觉性间歇性跛行和视物、光线相关性不大。

参考文献

［1］CASSAR K. Intermittent claudication. BMJ, 2006, 333(7576):1002-1005.

［2］SIMON R W, SIMON-SCHULTHESS A, AMANN-VESTI B R. Intermittent claudication. BMJ, 2007, 334(7596): 746.

［3］SURI P, RAINVILLE J, KALICHMAN L，et al. Does this older adult with lower extremity pain have the clinical syndrome of lumbar spinal stenosis? JAMA, 2010, 304(23): 2628-2636.

［4］GENEVAY S, ATLAS S J. Lumbar spinal stenosis. Best Pract Res Clin Rheumatol, 2010, 24(2): 253-265.

［5］WATANABE T, YONEYAMA T, TORIBATAKE Y, et al. Study on differentiation factors for main disease identification of intermittent claudication. Annu Int Conf

IEEE Eng Med Biol Soc, 2012, 2012: 4696-4699.

[6] PEACH G, GRIFFIN M, JONES K G, et al. Diagnosis and management of peripheral arterial disease. BMJ, 2012, 345: e5208.

[7] KOBAYASHI T, PARIKH S A, GIRI J. Intermittent claudication due to peripheral artery disease: best modern medical and endovascular therapeutic approaches. Curr Cardiol Rep, 2015, 17(10): 86.

[8] HAMBURG N M, CREAGER M A. Pathophysiology of Intermittent Claudication in Peripheral Artery Disease. Circ J, 2017, 81(3): 281-289.

[9] DEER T, SAYED D, MICHELS J, et al. A Review of Lumbar Spinal Stenosis with Intermittent Neurogenic Claudication: Disease and Diagnosis. Pain Med, 2019, 20(Suppl 2): S32-S44.

[10] THOMAS K, FARIS P, MCLNTOSH G, et al. Decompression alone vs. decompression plus fusion for claudication secondary to lumbar spinal stenosis. Spine J, 2019, 19(10): 1633-1639.

[11] MIZZI A, CASSAR K, BOWEN C, et al. The progression rate of peripheral arterial disease in patients with intermittent claudication: a systematic review. J Foot Ankle Res, 2019, 12: 40.

跌倒发作（drop attack）是神经疾病中被"局限化"或"简单化"的一组临床症状，在《神经病学》等系列教材中，跌倒发作被解释为脑干网状结构短暂缺血引起的张力丧失导致的突然跌倒。虽然脑干缺血可以导致跌倒发作的发生，但只是跌倒发作的部分机制，并不能覆盖所有跌倒发作的机制。简而言之，从皮质到腰膨大的运动传导通路上，任何影响锥体束功能短暂障碍的病变都可以引起跌倒发作。此外，肌肉病变也可以导致跌倒发作。因此正确而客观地认识跌倒发作，有利于在临床中减少误诊误治，提高神经系统疾病的诊疗水平。

一、定义

跌倒发作是指转头或仰头时，下肢失张力，而不能维持正常的姿势，导致短暂的跌倒，发作后，可以立即站起来；整个跌倒发作的过程仅表现为失张力发作，且其发作过程中无意识障碍或意识障碍不明显。导致跌倒发作的定位从中枢到外周、由上到下，不外乎大脑皮质、第三脑室、脑干、脊髓、锥体外系、周围神经和肌肉等7种。

二. 定位提纲

（1）大脑皮质。

（2）第三脑室。

（3）脑干（网状上行激活系统、前庭）。

（4）脊髓。

（5）锥体外系。

（6）周围神经。

（7）肌肉。

三、定位的鉴别诊断

（一）大脑皮质

大脑皮质，特别是中央前回的运动中枢，任何短暂影响中央前回功能的、导致锥体束传导上运动神经冲动的病变，都可以引起跌倒发作。常见的影响大脑皮质功能导致跌倒发作的疾病，包括痫性发作、前循环短暂性脑缺血发作等。

1.痫性发作　额叶或颞叶的痫性发作影响到了中央前回的运动功能，尤其是中央前回上部的神经功能，使双下肢短暂失张力，可导致跌倒发作的发生。临床上主要见于失张力发作和失神发作等。

（1）失张力发作（atonic seizures）：又称站立不能发作（astatic seizures）。失张力发作特征性表现：

1）由姿势性张力丧失所致，部分或全身肌肉张力突然降低导致垂颈、张口、肢体下垂、躯干失张力跌倒或猝倒发作，持续数秒至1分钟，时间短者意识障碍可不明显，发作后可立即清醒和站起。

2）可通过病史和脑电图等明确诊断：多棘-慢波或低电位活动。

3）强直性、非典型失神发作交替出现，在儿童发育性障碍疾病和弥漫性脑损害，如伦诺克斯-加斯托综合征（Lennox-Gastaut syndrome）、肌阵挛-失张力癫痫（又称多泽综合征，曾称肌阵挛-站立不能性癫痫）和亚急性硬化性全脑炎早期常见。

（2）失神发作（absence seizures）：常儿童起病，特征性表现为突然短暂的意识丧失和正在进行的动作中断，双眼茫然呼之不应，或伴失张力，如手中持物坠落或轻微阵挛，对发作无记忆，少数患者可以出现跌倒发作，脑电图（EEG）示双侧对称3 Hz棘-慢波。

2.前循环的短暂性脑缺血发作　如"头/面痛"图1所示，从主动脉弓发出的颈内动脉系统，供应大脑前2/3和基底核，包括间脑的大部分，如果颈内动脉狭窄或闭塞，或者颈内动脉轻中度狭窄，在心脏功能不足、流出道狭窄、心率变慢、脱水等周围循环不足的情况下，影响前循环的血供（主要是大脑前动脉A_1段的血供），导致中央前回上部供血不足，产生发作性双下肢无力，进而出现跌倒发作。临床上常见颈内动脉粥样硬化导致的狭窄，伴随心脏疾病等。

（二）第三脑室

在锥体束传导的过程中，主管双下肢的锥体束在第三脑室周围通过，因此凡是导致第三脑室压力增高的疾病，均可影响第三脑室周围的小血管，导致下传的锥体束短暂缺血，引起跌倒发作。常见于第三脑室囊肿、常压性脑积水（normal pressure hydrocephalus，NPH）等。

1.第三脑室囊肿临床特点（图1）

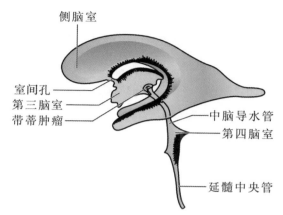

布龙征（第三脑室带蒂肿瘤）

图1　第三脑室带蒂肿瘤导致布龙征示意。布龙征，强迫性体位——可使脑脊液循环通畅

（1）带蒂肿瘤：可见到特殊的强迫性头位，即Burn征，特殊的强迫头位可使脑脊液保持通畅。

（2）如头位改变，肿瘤阻塞中脑导水管，引起脑脊液循环障碍，颅内压增高，供应脑室周围的双下肢锥体束的小血管痉挛，导致短暂缺血，进而跌倒发作。

（3）跌倒发作后，头位瞬间改变，脑脊液循环恢复通畅，压力恢复，缺血解除，双下肢肌力恢复，患者立即站起来。

2.常压性脑积水　跌倒发作同时伴有其他临床特征性表现（详见"锥体外系"中震颤的鉴别诊断）：

（1）磁性步态：行走时脚步抬不起来，如被磁铁吸在地上，仰卧位则双下肢恢复正常。

（2）脑室扩大，不伴有脑萎缩。

（3）移去少量脑脊液后，症状有短暂改善等；此外可伴有双上肢震颤等。

（三）脑干（网状上行激活系统、前庭）

引起跌倒发作的脑干病变主要位于脑干的网状上行激活系统和脑桥的前庭。脑干的网状上行激活系统分为两部分：①上部是位于脑桥上部和中脑被盖部的网状结构，有维持觉醒或警觉的作用，所以损伤会引起意识障碍（见"晕厥"）；②下部的脑干网状结构则具有抑制或加强肌紧张及肌运动的功能，损伤肌紧张异化区会导致失张力。跌倒发作时累及下部脑干网状结构，此部位网状结构无维持觉醒的作用，所以损伤不会引起意识障碍，但是可以导致失张力，多见于后循环缺血等脑血管病及发作性睡病（narcolepsy）。

脑桥相关的前庭系病变包括周围前庭、迷路，以及小脑的连接纤维受累，可导致前庭脊髓束的位置觉受累，进而使位置觉的中枢对身体所处的位置和重心判断失误，产生跌倒发作，多见于周围前庭性疾病。

1.脑血管病 见于后循环缺血，其机制如前所述，常见于锁骨下动脉、椎动脉开口及基底动脉狭窄等导致的脑桥血供减少。

2.发作性睡病 是一种原因不明的慢性睡眠障碍，与遗传、癫痫、偏头痛等多种因素相关，临床上以不可抗拒的短期睡眠发作为特点，多于儿童或青年期起病。特征性的"四联征"包括：①日间过度睡眠；②跌倒发作；③睡眠瘫痪；④睡眠幻觉（睡眠前的幻觉）及夜间睡眠障碍，其他症状包括睡眠袭击、自发性行为等。

3.前庭性疾病 引起跌倒发作的前庭性疾病多见于周围性前庭和迷路病变，如BPPV和梅尼埃病晚期等，详见"眩晕"中的"周围性眩晕"。

（四）脊髓

引起跌倒发作的常见脊髓病变包括脊髓缺血和运动神经元病。

1.脊髓缺血 脊髓的动脉有两个来源，即椎动脉和节段性动脉。椎动脉发出的1条脊髓前动脉和2条脊髓后动脉在下行过程中，不断得到胸主动脉和腹主动脉发出的根动脉作为节段性动脉分支的增补，以保障脊髓足够的血液供应。脊髓前、后动脉行至第5颈椎下方开始由根动脉补充血供。

由于脊髓供血动脉的来源不同，有些节段因两个来源的动脉血流方向相反，导致交界处吻合薄弱，血液供应不充分，容易使脊髓受缺血损害，称危险区，如第1～4胸髓，特别是第4胸髓和第1腰髓的腹侧面（图2）。

脊髓缺血导致跌倒发作的机制还有，由于缺血影响了脊髓侧索向下传导的锥体束，使脊髓前角不能传导冲动给周围神经，从而导致跌倒发作，见于脊髓前动脉痉挛等。

脊髓缺血导致跌倒发作的特征性症状：

（1）突发起病，持续时间短暂，不超过24小时，可恢复完全，不遗留任何症状。

（2）典型表现为间歇性跛行和下肢远端发作性无力，行走一段距离后单侧或双

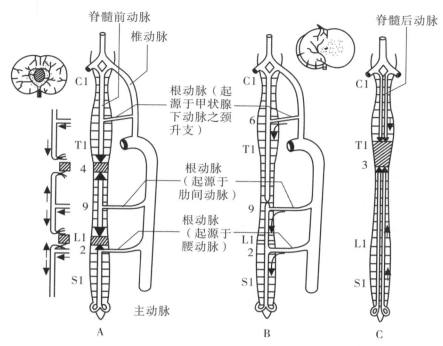

图2　引起跌倒发作的脊髓缺血病变常见于第4胸髓和第1腰髓节段。A和B是脊髓的腹侧，C为脊髓的背侧。其机制在于，脊髓的2套血供系统的血流方向发生了冲突，如在第4胸髓节段，脊髓前动脉和后动脉的血流向下，而根动脉的血流向上，使该节段血供薄弱，从而引起短暂缺血和跌倒发作；同样的情况也发生在第1腰髓节段，从而发生跌倒发作

侧下肢沉重、无力，甚至瘫痪，休息或使用血管扩张剂缓解。

（3）或仅有自发性下肢远端发作性无力，可自行缓解，反复发作，间歇期无症状。

2.运动神经元病　累及脊髓侧索和前角，见于肌萎缩侧索硬化（amyotrophic lateral sclerosis，ALS）。临床上运动神经元疾病多累及双上肢，起病即累及双下肢的少见。在患病初期可能出现手突然无法握筷，或走路偶尔会无缘无故跌倒，无任何明显症状（详见"肢体无力"中的"双上肢无力"）。

（五）锥体外系

引起跌倒发作的锥体外系疾病常见于帕金森病或帕金森综合征，因锥体外系病变，患者在行走过程中可因肌张力改变引起跌倒发作（详见"锥体外系"）。

（六）周围神经

引起跌倒发作的周围神经疾病临床上多见于糖尿病、韦尼克脑病、金属中毒等（详见"肢体无力"）。

（七）肌肉

引起跌倒发作的肌肉病变常见于迪谢内肌营养不良（详见"肌肉萎缩"）

参考文献

［1］POLLACK I F, SCHOR N F, MARTINEZ A J, et al. Bobble-head doll syndrome and drop attacks in a child with a cystic choroid plexus papilloma of the third ventricle. Case report. J Neurosurg, 1995, 83(4): 729-732.

［2］ISHIYAMA G, ISHIYAMA A, BALOH R W. Drop attacks and vertigo secondary to a non-meniere otologic cause. Arch Neurol, 2003, 60(1): 71-75.

［3］RELKIN N, MARMAROU A, KLINGE P, et al. Diagnosing idiopathic normal-pressure hydrocephalus. Neurosurgery, 2005, 57(3 Suppl): S4-S16.

［4］OZEKI H, IWASAKI S, MUROFUSHI T. Vestibular drop attack secondary to Meniere's disease results from unstable otolithic function. Acta Otolaryngol, 2008, 128(8): 887-891.

［5］ABD-EI-BARR M M, JOSEPH J R, SCHULTA R, et al. Vagus nerve stimulation for drop attacks in a pediatric population. Epilepsy Behav, 2010, 19(3): 394-399.

［6］ZAMPONI N, PASSAMONTI C, CESARONI E, et al. Effectiveness of vagal nerve stimulation (VNS) in patients with drop-attacks and different epileptic syndromes. Seizure, 2011, 20(6): 468-474.

［7］BOWER R S, WIRRELL E, NWOJO M, et al. Seizure outcomes after corpus callosotomy for drop attacks. Neurosurgery, 2013, 73(6): 993-1000.

［8］PYYKKO I, MANCHAISH V, ZOU J, et al. Vestibular syncope: A disorder associated with drop attack in Ménière's disease. Auris Nasus Larynx, 2018, 45(2): 234-241.

［9］HOERITZAUER I, CARSON A J, STONE J. 'Cryptogenic Drop Attacks' revisited: evidence of overlap with functional neurological disorder. J Neurol

Neurosurg Psychiatry, 2018, 89(7): 769-776.

［10］PACE A, LANNELLA G, ROSSETTI V, et al. Vestibular drop attack: A potential origin from perilymphatic fistula? Med Hypotheses, 2020, 140: 109668.

18 晕厥

晕厥（syncope）是临床上经常遇到的症状，涉及多个系统的病变，属于内科和神经科的范畴。从神经功能解剖和发病机制上来探讨晕厥，能够比较全面地认识这一症状，因为无论何种病因，晕厥发生的最终机制都是脑部缺血导致的意识短暂丧失。临床上，由于症状上差别细微，易和癫痫、癔症等混淆。

一、定义

晕厥是大脑半球或脑干的全面性低灌注导致的发作性意识丧失伴姿势张力丧失，整个过程持续数秒到数分钟，患者对晕厥发生的过程无法回忆。其病理机制是大脑或脑干的低灌注，与痫性发作有明显不同。然而，晕厥的定位鉴别诊断有其特殊性，因为其定位鉴别诊断也涵盖了其定因的鉴别诊断，两者互为补充，从而使晕厥的诊断更加全面。总体而言，晕厥的定位/定因鉴别诊断不外乎心源性、脑源性、迷走神经性和其他特殊原因引起的晕厥，这样以简驭繁，对晕厥的诊断就会有大局观。

二、定位 / 定因鉴别诊断提纲

（1）心源性晕厥。

（2）脑源性晕厥。

（3）血管迷走性晕厥。

（4）其他原因引起的晕厥：

1）直立性低血压性晕厥。

2）颈动脉窦性晕厥。

3）过度通气性晕厥。

4）咳嗽性晕厥。

5）排尿性晕厥。

6）舌咽神经痛性晕厥。

7）低血糖性晕厥。

8）心因性晕厥。

三、定位／定因鉴别诊断提纲

（一）心源性晕厥

与心脏病有关的意识丧失主要是由心输出量急剧下降、血氧饱和度低下导致大脑灌注不足，引起脑缺血的病理生理状态。这类心脏或血管功能障碍可能由心脏停搏、心律失常造成。①快速型：室上性快速型心律失常、室性快速型心律失常；②慢速型：QT间期延长综合征、病窦综合征、Ⅲ度房室传导阻滞、心脏流入道梗阻或流出道梗阻（心房或心室黏液瘤、瓣膜血栓、主动脉瓣狭窄、肺动脉瓣狭窄等）；③心内的右向左分流如卵圆孔未闭（patent foramen ovale，PFO）、肥厚性心肌病、心绞痛或心肌梗死、主动脉夹层、急性肺栓塞等。经证实，在一次发作期间通过听诊、心电图等明确心律失常即可确立诊断。心脏或血管结构的改变可通过心脏彩超、计算机体层血管成像（CTA）等明确诊断。

心源性晕厥的临床特点：

（1）晕厥可发生在直立位或卧位。

（2）病情进展快，如心脏停搏5～10秒，即可发生晕厥；超过15秒，可发生抽搐和二便失禁等。

（3）通常没有前驱症状或先兆；或仅有头部晕胀不适、视物不清等。

（二）脑源性晕厥

前循环缺血一般不引起晕厥，脑源性晕厥主要见于后循环缺血。究其原因，主要是由于意识的维持需要脑部的4个组织结构：①脑干网状上行激活系统（ascending activating reticular system，AARS）和觉醒相关的AARS主要位于脑桥上部和中脑被盖部。②丘脑，主要是指丘脑的非特异投射系统（unspecific projection system），位于左侧丘脑的旁正中核（右侧丘脑的旁正中核和心脏节律关系密切），由丘脑的后穿通动脉供血。实际上，这一系统是AARS系统在丘脑的延续，其冲动增多，皮质兴奋；反之亦然。如受损，使皮质的兴奋活动减弱，可发生晕厥或昏迷等。③胼胝体，意识传导途径经过。④感觉中枢——中央后回。此4个解剖结构大多数都是后循环供血。常见于以下几种疾病：基底动脉短暂性缺血发作、锁骨下动脉盗血综合征、无脉症、偏头痛，以及脑室肿瘤引起强迫头位（Burn征）。

1.基底动脉短暂性缺血发作（transit ischemic attack, TIA） 基底动脉短暂性缺血发作影响脑干的网状上行激活系统从而引起晕厥。

基底动脉短暂性缺血发作引起的晕厥特征性症状：

（1）通常发生于有动脉硬化高危因素的中老年人。

（2）大多数常伴有脑干的运动和感觉系统短暂受累，如复视、面瘫、头晕、眩晕、吞咽困难、构音障碍、各种感觉和运动症状、跌倒发作、枕部疼痛等，各种症状组合发生于晕厥前后；少数不伴有脑干的症状。

（3）约2/3的患者会反复发作，约1/5的患者最终发生卒中。

2.锁骨下动脉盗血综合征 锁骨下动脉盗血综合征导致基底动脉供血不足，从而引起晕厥。

锁骨下动脉盗血综合征引起的晕厥特征性症状：

（1）患侧上肢活动时出现头晕、晕厥，机制为锁骨下动脉或头臂干狭窄，当一侧上肢活动时引起同侧椎动脉中血流逆行，血流从脑干流向同侧锁骨下动脉，导致基底动脉灌注不足。

（2）所有患者双上肢血压几乎均有差异，差异值在20 mmHg（1 mmHg≈0.133 kPa）左右。

（3）全脑血管造影可见对侧椎动脉血液反流到患侧。

3.无脉症 也称多发性大动脉炎，累及头臂干、颈总动脉、锁骨下动脉，引起上肢的无脉症。

无脉症性晕厥特征性症状：

（1）风湿病史及风湿的活动性免疫指标增高。

（2）由于累及主动脉弓处的大血管，经常有突出的大脑灌注不足症状，如视力损害、意识模糊及晕厥等。

（3）经常在运动、站立或头部动作等促发因素下发病。

（4）双侧肱动脉血压降低，并伴有搏动减弱。

4.偏头痛 偏头痛性晕厥特征性症状：

（1）偏头痛病史，其中10%的患者可在头痛期间出现晕厥。

（2）通常发生在快速起立到直立位时，提示意识丧失是由于直立性低血压造成的。基底动脉型偏头痛产生的症状与基底动脉短暂性脑缺血发作的症状类似。

（3）抗偏头痛药物治疗在预防发作中通常有效。

5.脑室肿瘤 脑室肿瘤引起的晕厥特征性症状：

（1）强迫头位：即Burn征，保持此体位时，带蒂的肿瘤不会阻塞脑脊液的流出道。

（2）体位改变，流出道堵塞，颅内压增高，导致头痛和晕厥。常见于侧脑室和第三、四脑室肿瘤，不同的年龄好发部位也不同，如脉络丛乳头状瘤，儿童好发于侧脑室，而成年人多发生于第四脑室。

（三）血管迷走性晕厥

血管迷走性晕厥多发生于年轻而体质较弱的女性青年患者。有明显的诱发因素是本病的特点之一。诱发因素包括情感刺激、疼痛、紧张、恐惧、轻微出血、疲劳和各种小手术等。迷走神经介导的动脉血压降低和心率减慢共同产生中枢神经系统低灌注及随后的晕厥。

血管迷走性晕厥特征性症状：

（1）一般发生在站位或坐位时，发生于平卧位较罕见。

（2）多数伴有晕厥前期症状，如坐立不安、面色苍白、出冷汗、恶心、无力等，这也是本病的一个特点。

（3）前期症状持续数分钟后，患者继而出现意识丧失，表现为跌倒在地、面色苍白、大汗、瞳孔散大，持续数秒到数分钟不等，呼吸运动存在，此时心动过缓替代心动过速。

（4）意识丧失期间可能出现异常动作，主要是强直性或角弓反张性，偶见痫性发作样强直–阵挛性动作（可导致误诊为癫痫）。

（5）患者取平卧位后意识迅速恢复（通常为20～30秒）。

（四）其他原因引起的晕厥

1.直立性低血压性晕厥　一般由于血容量不足或自主神经功能障碍所致，也见于自主神经功能变性疾病，如多系统萎缩（multiple system atrophy，MSA）等。

直立性低血压性晕厥特征性症状：

（1）意识丧失发生于快速起立到直立位时。

（2）卧位变换为站立位3分钟之内收缩压下降20 mmHg以上，或舒张压下降10 mmHg以上。

2.颈动脉窦性晕厥　晕厥可发生于颈部受刺激的情况，如衣领过紧、颈部肿块、颈部淋巴结肿大等。某些药物如普萘洛尔、洋地黄类药物、甲基多巴等易引发颈动脉窦性晕厥。近年来神经介入治疗技术的应用，特别是颈内动脉开口狭窄的"保护伞下支架植入并球囊扩张术"，可引起心率减慢、心搏骤停或者晕厥。其机制主要是颈内动脉近端或颈总动脉分叉处的压力感受器——颈动脉窦，将血压的冲动传至延髓的血管舒缩中心，从而调节血压和心律；因此在球囊扩张时，刺激颈动脉窦内的神经末梢可导致心搏减慢、血压下降甚至晕厥。

颈动脉窦性晕厥特征性症状：

（1）男性多于女性，多见于中老年人，由于动脉粥样硬化，导致了颈动脉窦过敏，引发晕厥。

（2）可伴有血压的变化，舒张压和收缩压变化小于10 mmHg。

（3）心率的减少不超过6次/min。

3.过度通气性晕厥　多伴有焦虑等明显的促发因素，个别患者为心肺病因的过度通气。过度通气常见症状包括头晕目眩、口周麻木等，严重者可发生晕厥，症状源于过度通气所致的低碳酸血症。

4.咳嗽性晕厥　主要出现在慢性阻塞性肺疾病，如肺气肿、慢性支气管炎、哮喘等中年男性患者。

咳嗽性晕厥特征性症状：

（1）剧烈咳嗽后出现晕厥：咳嗽无须很长时间即可出现意识丧失，机制为剧烈咳嗽导致胸腔内压升高，进而静脉回流减少、心输出量减少，同时颅内压增高、脑灌注不足。

（2）意识丧失持续时间短暂，经常仅为数秒，呼吸节律恢复时，意识自行恢复。

（3）常有类似发作史。

5.排尿性晕厥　几乎只发生于男性，很可能由排尿的站立位造成，坐位时排尿通常不出现症状。晕厥发作可能在排尿前、排尿中或排尿后立即出现，尤其可能出现在夜间长时间卧床睡眠后，可能是由血液在外周聚集加上迷走神经兴奋引起心动过缓所致。

6.舌咽神经痛性晕厥　晕厥发生在舌咽神经痛诱发发作期，如吞咽或讲话时，晕厥系由舌咽–迷走反射弧激活作用所致，产生短暂的大脑灌注不足；应用阿托品或卡马西平、苯妥英钠可终止发作。

7.低血糖性晕厥　患者多有糖尿病或低血糖发作史，晕厥前多有心慌、手抖、出汗等低血糖症状，急查血糖可明确诊断。

8.心因性晕厥 心因性晕厥（psychogenic syncope）是一个排除性诊断，且经常被误诊。

心因性晕厥特征性症状：

（1）缺乏任何前驱症状，如面色苍白、瞳孔扩大等。

（2）心因性晕厥在患者独处时罕有发生。

（3）大多数患者是年轻人或有明确的性格转换障碍病史。

（4）脑电图正常。

参考文献

［1］STEVE W P. Current issues with prediction rules for syncope. CMAJ, 2011, 183(15): 1694-1695.

［2］BARIS A, BALAJI K, TUNAY S, et al. Syncope: Assessment of risk and an approach to evaluation in the emergency department and urgent care clinic. Indian Pacing Electrophysiol J, 2015, 15(2): 103-109.

［3］RICHARE S. Reflex syncope: Diagnosis and treatment. J Arrhythm, 2017, 33(6): 545-552.

［4］ROGER P S, MICHAEL J A, DAVID A G. Seizures & Syncope//Clinical neurology. 10th ed . McGraw Hill, 2018: 344-368.

［5］GUIMARAES R B, ESSEBAG V, FURLANETTO M, et al. Structural heart disease as the cause of syncope. Braz J Med Biol Res, 2018, 51(4): e6989.

［6］KELVIN S W S, MAW P T, IDA N H, et al. Swallow syncope: a case report and review of literature. BMC Cardiovasc Disord, 2019, 19: 191.

［7］J GERT V D, INEKE A V R, ROLAND D T. Timing of Circulatory and Neurological Events in Syncope. Front Cardiovasc Med, 2020, 7: 36.

19 昏迷

昏迷（coma）是临床各科医生都会遇到的、比较棘手的危重症，涉及多系统、多器官功能紊乱，患者意识一定程度丧失，病情凶险，预后不良。昏迷也是神经科重症常见的症状群，病因复杂，难以短时间内确诊。从神经功能的角度来看，任何影响意识形成通路的病变，都可以引起意识丧失而出现昏迷，绝非只有大脑皮质功能的严重障碍才会引起本症状。

一. 定义

昏迷是不同程度意识丧失的一种类型，是一种睡眠样状态，主要表现为程度不同的意识丧失，患者对环境不能做出目的性反应，随意运动消失，对外界刺激的反应迟钝或丧失，也不能由这一状态中被唤醒，但患者还有呼吸和心跳。根据昏迷的程度，分为浅昏迷、中昏迷和深昏迷等。此外，还有一种去皮质状态的"醒状昏迷"，主要表现为睁眼闭眼自如，眼球处于无目的的漫游状态，患者的思维、判断、言语、记忆，以及对周围事物的反应能力等完全丧失，主要因为脑干功能存在而皮质功能丧失，预后较差。

从神经科的角度分析，无论昏迷的病因和临床的分类如何复杂，如何难以掌握和诊断，但其最终的病变都是累及了意识形成的通路，使意识不能正常产生，不能行使正常意识状态下的各种生理功能。因此其机制不外乎意识形成通路上4个定位的病变：脑干的网状上行激活系统、丘脑、胼胝体、大脑皮质，其中任何一处定位的病变，都引起相同的昏迷症状。

二、定位提纲（图1）

（1）脑干网状上行激活系统（脑桥中部以上）。

（2）丘脑（非特异性核团）。

（3）胼胝体。

（4）大脑皮质：意识中枢在中央后回、部分中央前回；意识-记忆环路，主要指帕佩兹环路（图2）。

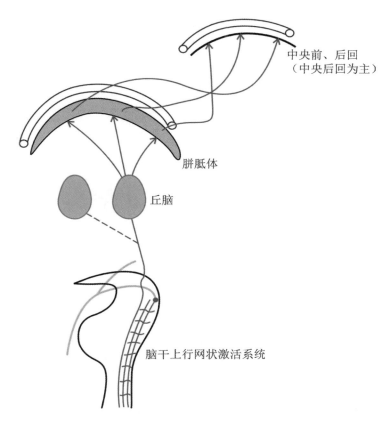

图1 意识形成的通路解剖功能示意。感觉从外周传入脑干，再从脑干的网状上行激活系统到丘脑的旁正中核，通过胼胝体，投射到中央后回。意识通路上任何一处定位出现病变，都可以引起昏迷

（5）联合或全面性累及意识传导通路或中枢。

三、定位的鉴别诊断

意识的维持依赖大脑皮质的兴奋（图1），脑干网状上行激活系统接受各种感觉信息侧支的传入，发放兴奋从脑干向上传至丘脑的非特异性核团，再由此经过胼胝体弥散投射至大脑皮质，使整个大脑皮质保持兴奋。因此，网状上行激活系统、丘脑、胼胝体、大脑皮质广泛损害均可导致昏迷。此外，意识–记忆环路（图2），即帕佩兹环路，除了支配记忆功能外，也影响意识状态，其病变亦可出现意识障碍，导致昏迷。

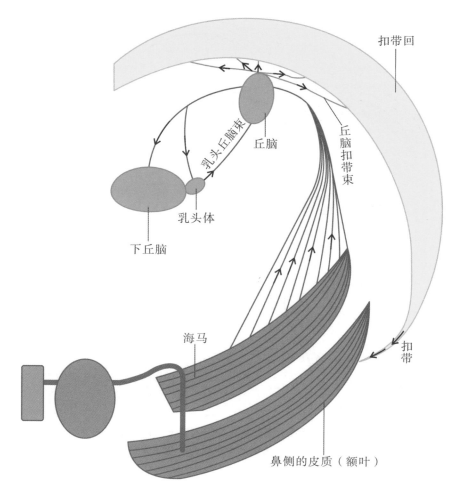

图2　帕佩兹环路功能解剖示意。起自颞叶内侧的海马→发出纤维经穹隆→到达下丘脑的乳头体→发出纤维经乳头丘脑束→到丘脑前部→再发出纤维经丘脑扣带束→到扣带回→发出纤维经扣带→到额叶前部皮质和颞叶内侧的海马

（一）脑干网状上行激活系统（脑桥中部以上）

　　网状上行结构激活系统为幕下结构，将脊髓、延髓的上行感觉神经通路的侧支连在一起，把感觉冲动传入脑干的网状结构，兴奋上行性激活系统，进而将它投射到皮质，使大脑皮质的神经细胞活动亢进。脑干的网状上行激活系统分为上部和下部，其中上部位于脑桥中上部和中脑被盖部的网状结构，有维持觉醒或警觉的作用，病变会引起昏迷等；而下部位于脑桥下部和延髓的网状结构，和维持肌张力与姿势相关，病变引起跌倒发作（详见"跌倒发作"）。脑桥中上部的网状上行激活系统的病变主要

见于基底动脉尖栓塞引起的基底动脉尖综合征、基底动脉血栓形成性闭塞、脑桥出血、小脑出血等。

1.基底动脉尖栓塞引起的基底动脉尖综合征（top of basilar syndrome, TOBS）
以基底动脉尖部为中心、直径2 cm范围内有5条血管，分别是2条大脑后动脉、2条小脑上动脉和1条基底动脉，这些血管呈"干"字形分布（图3）。其栓子来源多为脱落的椎动脉不稳定斑块，少见或不见来源于心脏的栓子。因此基底动脉尖综合征主要为颅内后循环血流障碍，以丘脑、小脑、中脑、脑桥上部、枕叶、颞叶等不同程度损坏为主的一组临床综合征，且为双侧对称性病变。

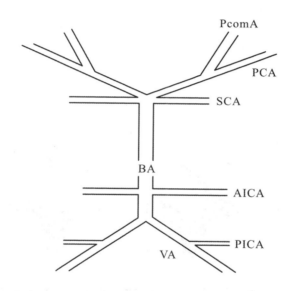

图3　基底动脉尖的血供。BA：基底动脉，VA：椎动脉，PICA：小脑下后动脉，AICA：小脑下前动脉，SCA：小脑上动脉，PCA：大脑后动脉，PcomA：后交通动脉

基底动脉尖综合征的特征性症状：

（1）"波动性"意识障碍：患者出现短暂性的意识障碍，清醒后又出现间断性的意识障碍发作。意识障碍的原因为中脑的网状结构和（或）丘脑的非特异性核团——板内核、网状核受损。三者均为非特异性投射系统的一部分，板内核是丘脑的起搏器，控制大脑皮质的电活动，而网状核支配丘脑皮质间的冲动。当斑块阻塞基底动脉尖后，血流受阻，出现昏迷；而斑块易于破碎和移行，一旦斑块发生破碎和移行，供血恢复，神志转醒，这就是"波动性"意识障碍的机制。

（2）大脑后动脉和小脑上动脉及分支栓塞的其他症状，如丘脑病变引起的意识障碍或肢体麻木无力，颞叶内侧病变引起的意识、精神及记忆的障碍，枕叶病变引起的同向偏盲或视力丧失，小脑上部病变引起的共济失调，中脑和脑桥被盖病变引起的意识障碍等。

（3）瞳孔中等大小（瞳孔直径固定在5 mm），对光反射消失，原因是病变影响了中脑的顶盖前区，进而影响对光反射通路（详见"视物模糊"中的对光反射）。

（4）眼球垂直运动障碍，系由上丘血供障碍，影响上丘使双眼向上运动的功能而导致。

（5）双侧丘脑对称性"蝴蝶样"缺血灶，系双侧大脑后动脉发出的丘脑后穿通动脉缺血导致，或者由一侧大脑后动脉发出的Percheron动脉，由此再发出两条丘脑后穿通动脉缺血导致（图4）。

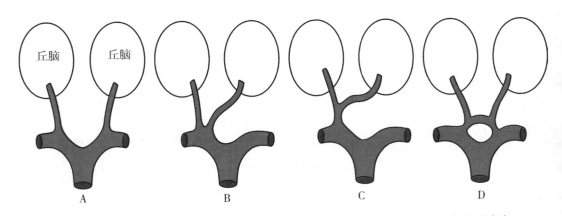

图4　Percheron动脉示意。A.正常情况下双侧丘脑后穿通动脉各自发自大脑后动脉P₁段；B.双侧丘脑后穿通动脉发自一侧大脑后动脉；C.起源于一条大脑后动脉发出的同一条主干，这种变异由法国医生Gerard Percheron 于1973年发现，故称为Percheron 动脉；D.两条丘脑后穿通动脉各自发自大脑后动脉，他们之间有拱形血管相连

　　2.基底动脉血栓形成性闭塞　　基底动脉缺血位于两端（如基底动脉尖或近端），多由栓子导致；而在基底动脉中央，多由血栓形成导致。

基底动脉血栓形成性闭塞特征性症状：

（1）临床中所有患者都会出现一些意识改变，约50%的患者以昏迷起病（血栓形成影响基底动脉的中部）。

（2）从起病时即出现局灶性神经症状，同时可出现大脑后动脉、小脑上动脉、基底动脉深穿支和旁中央支闭塞的所有症状。

（3）瞳孔中等大小且固定（直径固定在5 mm），对光反射消失。

（4）缓慢起病，如血管未开通，病情可于数天内逐渐加重。

3.脑桥出血　为基底动脉的深穿支（责任血管）破裂引起，多见于高血压病和糖尿病。

脑桥出血特征性症状：

（1）突然的"卒中样"昏迷，系网状上行激活系统受血肿压迫所致。

（2）症状逐渐加重，系由脑桥出血的"滚雪球"效应导致，即出血量由小变多，犹如山顶落下的雪球，到达山脚下已经数倍增大。

（3）体格检查发现存在基底动脉梗死的许多表现，但绝不出现短暂性缺血发作。

（4）眼睛表现：针尖样瞳孔，为交感神经受压所致；对光反射灵敏，因为对光反射通路不经过中脑（详见"视物模糊"中对光反射通路）；水平性眼球运动丧失，是由于展神经、内侧纵束受损导致。

（5）患者大多可出现高热，也是由交感神经受累导致。

4.小脑出血　责任血管为小脑上动脉分支小脑齿状核动脉，通常发生于小脑齿状核，偶发于小脑蚓部。

小脑出血特征性症状：

（1）突然起病，以头痛、头晕、恶心、呕吐及小脑性共济失调为主的综合征。

（2）如出血量增大，破入第四脑室，压迫脑干，影响网状上行激活系统，可引起昏迷。一旦出现深昏迷，患者预后很差。

（3）眼睛表现：针尖样瞳孔系交感神经受压导致；对光反射灵敏；凝视麻痹系脑桥侧视中枢受累导致。

（4）如发生枕骨大孔疝，可出现瞳孔散大、中枢性呼吸障碍等，原因是压迫呼吸心搏中枢和影响双侧动眼神经等。

（二）丘脑（非特异性核团）

累及双侧丘脑的病变或一侧丘脑病变后累及网状上行激活系统可导致昏迷，这里的丘脑非特异核团主要是指旁正中核中的板内核和网状核，多见于丘脑栓塞、丘脑出血等。

1.丘脑栓塞　如一侧丘脑栓塞，多为左侧丘脑，责任血管为丘脑的后穿通动脉；

如双侧丘脑受累，多为Percheron动脉栓塞（当双侧丘脑后穿通动脉起源于一条大脑后动脉发出的同一条主干，这条主干血管即Percheron动脉）（图4C），引起双侧丘脑对称性"蝴蝶样"缺血灶，是基底动脉尖综合征的一种特殊类型。丘脑的后穿通动脉主要供应丘脑的旁正中核和中脑上部，包括板内核群和大部分背内侧核、中脑脚间核、结合臂交叉、红核内侧及导水管前部的灰质。因此丘脑后穿通动脉也称"丘脑旁正中动脉"。

丘脑栓塞特征性症状：

（1）意识障碍，累及板内核和中脑嘴侧的网状结构。

（2）垂直性眼肌麻痹，上视或下视麻痹，或两者同时受累，系内侧纵束上端的间质核和后连合受损所致。

（3）认知和行为功能障碍，与丘脑的板内核和背内侧核的缺血相关。

2.丘脑出血　责任血管多为丘脑膝状动脉，系垂直从大脑后动脉发出的血管，主要为丘脑的腹后外侧核和腹后内侧核供血。

丘脑出血特征性症状：

（1）可出现意识障碍，系出血压迫丘脑非特异性核团。

（2）深、浅感觉障碍，系腹后外侧核受累所致。

（3）"日落征"：双眼球向下凝视，为压迫中脑上丘上半部导致。

（4）瞳孔缩小，压迫下丘脑，累及交感神经。

（5）对光反射消失，原因为压迫顶盖前区和中脑上丘，影响了对光反射的传导通路。

（三）胼胝体

胼胝体是连接左右两侧大脑半球的横行神经纤维束，是大脑半球中最大的连合纤维，分为嘴部、膝部、体部和尾部，由大脑前动脉和大脑后动脉供血。胼胝体病变引起昏迷临床中少见，主要与脑干网状结构、下丘脑和边缘系统受累相关。

（四）大脑皮质

大脑皮质病变引起昏迷常与意识中枢和意识-记忆环路受累有关，其中意识中枢主要指中央后回，以及部分中央前回；意识-记忆环路主要是指帕佩兹环路。

1.意识中枢　位于中央后回、部分中央前回，意识中枢病变常见于脑血管病，如大面积脑梗死，颅内感染和炎症等。

（1）皮质病变引起的意识障碍：主要见于大脑中动脉栓塞引起的大面积脑梗

死，多为房颤引起的心源性栓子及一部分不稳定斑块脱落导致。大面积脑梗死影响了皮质，尤其是中央后回的功能，导致意识产生受累，因此出现昏迷。如大面积梗死后脑水肿压迫对侧半球引起大脑镰疝或同侧颞叶脑组织向下引起海马沟回疝，使脑组织发生嵌顿，均可加重和继发昏迷。脑水肿在脑梗死后48～72小时内达高峰，故最初可引起神经功能缺失，逐步进展，最终出现昏迷。

大面积脑梗死特征性症状：

1）急性起病，进展迅速，发病之初即出现昏迷或先出现神经功能缺损，如三偏、凝视、失语等，继之昏迷。

2）可出现去皮质综合征症状和体征。例如：虽意识丧失，但睡眠和觉醒周期存在；能无意识地睁眼、闭眼或转动眼球；对光反射、角膜反射、吸吮和吞咽反射等均存在。

3）如发生经小脑幕的颞叶内侧海马沟回疝压迫中脑，动眼神经受压，则出现固定散大的瞳孔，瞳孔直径大于7 mm且固定，对光反射消失。

（2）累及意识中枢的病变：也常见于颅内感染和炎症，如脑炎、急性播散性脑脊髓炎等，详见"头/面痛"中的"颅内感染性病变"。

2.意识–记忆环路：帕佩兹环路（图2） 是1937年美国康奈尔大学（Cornell University）的解剖学家James Papez发现的。累及帕佩兹环路的病变，尤其是双侧颞叶内侧、双侧丘脑等的病变常可导致昏迷或精神障碍，常见的病因主要是炎症，如副肿瘤性边缘叶脑炎（见"精神障碍"）；感染，如单纯疱疹性病毒脑炎（见"精神障碍"）；代谢性疾病，如韦尼克脑病、多系统联合变性等。

（1）韦尼克脑病特征性症状：急性起病，意识、精神和记忆力障碍，主要表现为全面的意识模糊伴即时记忆及近时记忆的显著障碍，少数患者意识模糊状态可进展为昏迷，其余特点见"精神障碍"。

（2）多系统联合变性（脊髓亚急性联合变性）特征性症状：

1）隐匿起病、进展缓慢，意识、精神和记忆力障碍。

2）病变见于双侧丘脑或颞叶内侧。

3）深感觉性共济失调，累及脊髓后索；双下肢肢体无力，累及脊髓侧索的皮质脊髓束和周围神经。

4）视力减退：为营养性弱视。

5）常伴有巨幼红细胞性贫血。

6）莱尔米特征（Lhermitte sign）阳性，屈颈时可出现由脊背向下放射的触电感。

（五）联合或全面性累及意识传导通路或中枢

主要有幕上结构病变，如硬膜下血肿、硬膜外血肿（图5）、脑出血、蛛网膜下腔出血、脑肿瘤等；弥漫性脑病如全脑性缺血、低血糖反应、高渗状态、低钠血症、体温过低、体温过高、高血压脑病、肝性脑病、尿毒症脑病、肺性脑病、药物中毒（镇静药、阿片类药物）、酒精中毒、癫痫发作后状态等。

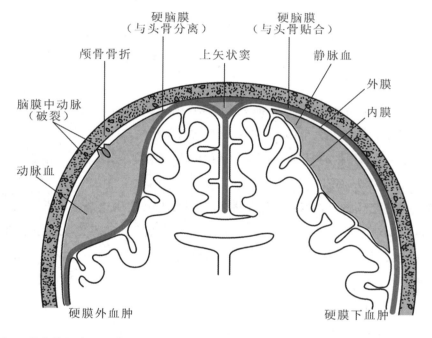

图5　硬膜外血肿和硬膜下血肿的解剖示意。硬膜外血肿多由脑膜中动脉破裂引起，呈双凸透镜形，边缘整齐、锐利，密度均匀；而硬膜下血肿多由桥静脉或皮质小静脉出血导致，呈新月形，厚度较薄

1.幕上结构病变

（1）硬膜下血肿：多为桥静脉或皮质小静脉出血，血液聚集在硬脑膜与蛛网膜之间的硬膜下腔。出血可覆盖整个大脑半球表面，扩展至半球间裂，沿大脑镰分布，多为头颅外伤导致，约半数合并脑实质挫裂伤。

硬膜下血肿特征性症状：

1）头痛和意识改变，可以急性、亚急性、慢性起病。

2）幕上压迫性症状或体征，如病灶对侧轻偏瘫；若出现瞳孔扩大和对光反射消

174

失，系幕上占位性病变导致颞叶内侧疝，压迫动眼神经所致。

3）CT：典型血肿为新月形，厚度较薄，亦可为带状影。

（2）硬膜外血肿：通常因头部外伤伴颅骨骨折引起脑膜中动脉（80%左右）和前动脉破裂导致，少数系静脉窦或静脉破裂所致。血液聚集在硬膜外间隙形成局限性血肿，一般不超过颅缝，但可越过中线。因老年人硬脑膜骨化，故不见于老年人。

硬膜外血肿特征性症状：

1）可有意识丧失，如发病之初无意识丧失或意识丧失后较短时间清醒，病情进展，在发生昏迷前或再次昏迷前经常有数小时的中间清醒期。

2）中间清醒期可出现头痛、恶心、呕吐，部分患者可出现痫性发作、局灶性神经功能缺损体征。

3）CT：典型者为双凸透镜形，边缘整齐、锐利，密度均匀，少数患者可不均匀。

硬膜下血肿和硬膜外血肿的鉴别点见表1。

表1 硬膜外血肿和硬膜下血肿的鉴别点

鉴别点	硬膜外血肿	硬膜下血肿
病史及合并症	多有明确外伤史，且常伴有颅骨线形骨折	急性亚急性者多存在脑挫裂伤，慢性者可无明确外伤史
临床常见部位	额颞部、顶颞部最多见	额颞顶区多见（广泛，常过颅缝）
临床特点	典型者:伤后昏迷—清醒—再次昏迷，中间清醒期明确	无明显中间清醒期
出血位置	颅骨与硬脑膜之间	硬脑膜与蛛网膜之间；硬脑膜与皮质之间
出血点	多为硬脑膜动、静脉，也有板障静脉、静脉窦破裂	多为脑挫裂伤、皮质动静脉出血，也有桥静脉断裂
责任血管	脑膜中动脉、前动脉	桥静脉、皮质小静脉出血
范围	较局限，一般不超过颅缝	较广泛，常跨越颅缝蔓延
边界	清晰	边界欠清晰
占位效应	相对较轻	较重
形态（颅脑CT）	血肿呈梭形、类双凸透镜	弯月状、镰刀状
复查	复查基本无变化	常有变化

（3）脑出血：非外伤性脑出血最常见的病因是长期高血压，幕上病变引起的脑出血责任血管多为大脑中动脉深穿支豆纹动脉，引起昏迷的主要原因为进行性出血影响皮质意识中枢，进一步形成脑疝。

脑出血特征性症状：

1）意识障碍，可在数分钟或数小时进展为昏迷。

2）头痛、恶心、呕吐，为血肿导致颅内高压所致。

3）典型的三偏综合征——偏瘫、偏盲、偏身感觉障碍。

4）癫痫发作，指壳核癫痫发作，约10%的病例出现局灶性癫痫发作。

5）瞳孔扩大和对光反射消失。

（4）蛛网膜下腔出血：蛛网膜下腔出血后血液流入蛛网膜下腔，当严重影响皮质功能或颅内压短时间内增高时，可导致脑疝的发生，表现为突然出血昏迷，其他详见"头/面痛"。

（5）脑肿瘤：见于原发性脑肿瘤和转移性脑肿瘤，脑肿瘤早期意识障碍少见，在肿瘤的晚期、瘤卒中、诱发痫性发作的过程中，可见昏迷。

脑肿瘤特征性症状：

1）头痛、恶心、呕吐，为压迫痛敏组织和颅内压升高所致。

2）不同部位的脑肿瘤，伴有不同的局灶性神经功能缺失，如肢体麻木无力、共济失调、面瘫、失语、构音障碍等。

2.弥漫性脑病

（1）全脑性缺血：全脑性缺血最经常出现于心搏骤停后，即心源性脑缺血综合征，也称阿-斯综合征（Adams-Stokes syndrome），是指突然发作的、严重的、致命性的慢速型和快速型心律失常，引起心排血量在短时间内锐减，产生严重脑缺血、神志丧失和晕厥等症状。

全脑性缺血特征性症状：

1）突发昏迷，多在数秒内发生。

2）瞳孔迅速扩大、对光反射消失。

3）角弓反张或强直性姿势。

4）少数患者伴癫痫样强直-阵挛动作。

5）小便失禁。

（2）低血糖反应：当血糖水平为1.1～1.7 mmol/L时可能发生昏迷或痫性发作，

尤其是血糖水平快速下降时，最多见于糖尿病患者胰岛素过量，或口服降糖药、胰岛瘤等。

低血糖反应特征性症状：

1）意识障碍，严重低血糖可导致中枢神经系统能量供应障碍。

2）交感神经兴奋症状，如心慌、手抖、出汗等。

3）癫痫发作。

（3）高渗状态：包括高渗性非酮性高血糖症和高钠血症。当血浆渗透压浓度升高至约330 mmol/L以上时可能导致癫痫发作，引起昏迷。

（4）低钠血症：在血钠水平低于120 mmol/L时可能伴发意识障碍或痫性发作，尤其是自较高水平快速下降后。

（5）体温过低/过高：所有体温低于26 ℃的患者均会出现昏迷，相关病因包括低血糖、镇静药中毒、韦尼克脑病、甲状腺功能减退、低温环境暴露导致的体温过低；当体温高于42～43 ℃时，脑的代谢活动不能适应增高的能量需求，昏迷随之发生。常见于中暑、下丘脑损伤等。

（6）高血压脑病：可导致脑水肿和颅内压增高，甚至形成脑疝，严重影响皮质动能，出现昏迷。

高血压脑病的特征性三联征：

1）意识障碍，早期可表现为烦躁不安、兴奋，继之表现为精神萎靡、嗜睡、昏迷。

2）头痛、恶心、呕吐：多为剧烈搏动性头痛。

3）全面性强直-阵挛性癫痫发作多见，也可出现部分性发作。

（7）肝性脑病：可因氨等毒素蓄积中毒，导致昏迷，尤其是肝门静脉分流术后的患者，除肝脏本身的病变症状如肝病面容、黄疸、出血、肝掌、蜘蛛痣、脾功能亢进、腹水等之外，还有以下特征性症状：

1）意识障碍，可表现为嗜睡或意识模糊状态、谵妄、昏迷。

2）扑翼样震颤，是肝性脑病最具特征性的神经系统体征，具有早期诊断意义，但注意并非所有患者均出现扑翼样震颤。

（8）尿毒症脑病：常见于肾衰竭，特别是急性起病或迅速进展时可能产生昏迷或脑病。临床上除肾衰竭症状如恶心、呕吐、水肿、高血压、少尿或无尿等之外，尚可以见到以下特征性症状：

1）意识障碍，可表现为昏迷、淡漠、谵妄。

2）过度通气，与代谢性酸中毒有关。

3）异常运动表现，包括震颤、扑翼样震颤、肌阵挛、手足抽搐等。

4）常伴有局灶性或全面性癫痫发作。

（9）肺性脑病：因肺衰竭发生低氧血症、高碳酸血症引起脑组织损害，可导致昏迷，常见于慢性支气管炎合并肺气肿、肺心病等。除肺病症状，如呼吸困难、咳痰、咳血等，意识障碍可表现为嗜睡、意识模糊状态或昏迷等。

（10）药物中毒：镇静药中毒是临床中昏迷常见的原因，典型的药物有巴比妥类和苯二氮䓬类；阿片类药物、有机磷药物中毒也可导致昏迷。

1）镇静药中毒的特征性症状：①昏迷，昏迷后的典型特征为头眼试验或冷热水试验眼球运动缺如，但瞳孔反应保留。②中毒期症状，在昏迷之前有一个中毒期，以各方向凝视时明显的眼球震颤、构音障碍及共济失调为特点。

2）阿片类药物中毒的特征性症状：①昏迷。②瞳孔缩小，这是阿片类药物中毒的典型特征。吸食阿片类药物后副交感神经先出现兴奋，导致瞳孔缩小，呈"针尖样"；随之副交感神经兴奋性降低，交感神经亢奋，瞳孔开始变得比正常人大，且维持很长时间，直至再摄入阿片后重又缩小。③静脉应用阿片类拮抗剂（纳洛酮）后瞳孔迅速扩大，但意识清醒。

3）有机磷药物中毒的特征性症状：①意识障碍，可出现烦躁不安、谵妄、昏迷等。②M样作用，主要是副交感神经兴奋所致的平滑肌痉挛和腺体分泌增加的症状，如恶心、呕吐、腹痛、多汗、流泪、流涕、流涎、大小便失禁、心搏减慢、瞳孔缩小、哮喘、肺水肿等；③N样作用：肌肉颤动、血压升高和心律失常等。

（11）酒精中毒：酒精中毒可产生一种与镇静药中毒表现类似的症状，但患者有大量饮酒史及处于明显醉酒状态。除昏迷外，还有醉酒的其他症状，如心动过速、低血压、低体温。

（12）癫痫发作后状态：癫痫发作可引起意识障碍或昏迷。①复杂部分性发作，也称精神运动性发作，病灶多在颞叶。②全面性发作，发作起源于双侧脑部，详见"痫性发作"。

附：瞳孔异常对昏迷定位鉴别诊断的意义

一、脑干网状上行激活系统

定位：脑桥、中脑。

1.脑桥病变　针尖样瞳孔，对光反射灵敏，需用放大镜观察。引起昏迷的脑桥病变主要有脑桥出血、小脑出血。机制是影响了交感神经的兴奋功能，导致瞳孔缩小；但同时由于没有累及对光反射的传导通路（详见"视物模糊"图5），所以对光反射灵敏。此外，和脑桥出血一样，小脑出血也可有凝视麻痹，是由于出血压迫脑桥侧视中枢所致，如小脑出血量大，发生上行性小脑幕疝时，对光反射则消失，系因中脑的顶盖前区受压所致，如同时上丘受压，多为上半部首先受压，可伴有日落征。

注意：除了脑桥病变，可引起昏迷的阿片类药物中毒、有机磷药物中毒也可引起瞳孔缩小，系副交感兴奋导致的；当应用纳洛酮和抗胆碱能药物如阿托品后，瞳孔缩小消失，出现瞳孔散大。

2.中脑病变：瞳孔中等大小且固定，对光反射消失。

引起昏迷的中脑病变，常见于基底动脉尖综合征、基底动脉血栓形成性闭塞，瞳孔直径固定在5 mm，主要原因是交感神经和对光反射通路均受累（详见"视物模糊"图5）。

二、丘脑

引起昏迷的丘脑病变多见于丘脑栓塞（双侧）、丘脑出血。

一般情况下引起昏迷的丘脑病变，先表现为瞳孔缩小（2 mm左右），对光反射存在。这些表现见于丘脑病变早期或丘脑的轻微病变，仅交感神经中枢下丘脑受压，对光反射通路未受累。随着病情进展，交感神经系统和对光反射通路均受压，出现针尖样瞳孔，对光反射消失，同时出现日落征：中脑上丘上半部受压，双眼下视位，上视麻痹。

三、胼胝体

胼胝体病变瞳孔不受累。如出现脑疝，则瞳孔固定散大、对光反射消失。

阿-罗瞳孔（Argyll-Robertson pupil）是指瞳孔针尖样，大小不等，边缘不整，对光反射消失而调节反射存在，是神经梅毒的特有体征。其中瞳孔缩小的机制与中脑动眼神经核前方的中间神经元附近病变有关；而对光反射消失，是顶盖前区的对光反射通路受梅毒病变，尤其是脊髓痨的破坏引起；调节反射存在，是因顶盖前区内支配瞳孔对光反射和调节反射的神经纤维并不相同，所以调节反射仍然存在。本病也见于E-W核区病变，如多发性硬化。

视觉的调节反射通路：视神经→视交叉→视束→外侧膝状体→枕叶视中枢（17区、18区、19区）→顶盖前区（枕叶视中枢发出的纤维，每侧纤维在顶盖前区水平分开到同侧和对侧E−W核）→动眼神经核的副交感核E−W核→动眼神经（动眼神经纤维成分之一）→睫状神经节→节后纤维→睫状肌和瞳孔括约肌。

参考文献

［1］MARTIN D P, JANKOWSHI C J, KEEGAN M T, et al. Postoperative coma in a patient with complete basilar syndrome after anterior cervical discectomy. Can J Anaesth, 2006, 53(7): 738.

［2］EDLOW B L, TAKAHASHI E, WU O, et al. Neuroanatomic connectivity of the human ascending arousal system critical to consciousness and its disorders. J Neuropathol Exp Neurol, 2012, 71(6): 531-546.

［3］EDLOW J A, RABINSTEIN A, TRAUB S J, et al. Diagnosis of reversible causes of coma. Lancet, 2014, 384(9959): 2064-2076.

［4］ZAPPELLA N, MERCERON S, NIFLE C, et al. Artery of Percheron infarction as an unusual cause of coma: three cases and literature review. Neurocrit Care, 2014, 20(3): 494-501.

［5］HORSTING M W, FRANKEN M D, MEULENBELT J, et al. The etiology and outcome of non-traumatic coma in critical care: a systematic review. BMC Anesthesiol, 2015, 15: 65.

［6］CARUSO P, MANGANOTTI P, MORETTI R. Complex neurological symptoms in bilateral thalamic stroke due to Percheron artery occlusion. Vasc Health Risk Manag, 2016, 13: 11-14.

［7］RESTEL M, BRABAN A, WITKOWSKI G, et al. Midbrain and bilateral paramedian thalamic stroke due to artery of Percheron occlusion. Neurol Neurochir Pol, 2016, 50(3): 180-184.

［8］JANG S H, YEO S S. Injury of the lower ascending reticular activating system in patients with pontine hemorrhage: Diffusion tensor imaging study. Medicine (Baltimore), 2016, 95(50): e5527.

［9］WONG M L, EDLOW J A. Artery of Percheron Stroke. J Emerg Med, 2018, 55(1): 114-117.

［10］JANG S H, KIM O L, KIN S H, et al. The Relation Between Loss of Consciousness, Severity of Traumatic Brain Injury, and Injury of Ascending Reticular Activating System in Patients With Traumatic Brain Injury. Am J Phys Med Rehabil, 2019, 98(12): 1067-1071.

（3）可伴有痫性发作、震颤等。

（4）颅内压轻度增高或正常。

参考文献

［1］WAKEFIELD J C. The concept of mental disorder. On the boundary between biological facts and social values. Am Psychol, 1992,47(3): 373-388.

［2］NAGAI M, KISHI K, KATO S. Insular cortex and neuropsychiatric disorders: a review of recent literature. Eur Psychiatry, 2007, 22(6): 387-394.

［3］STEIN D J. What is a mental disorder? A perspective from cognitive-affective science. Can J Psychiatry, 2013, 58(12): 656-662.

［4］GIRALDO-CHICA M, ROGERS B P, DAMON S M, et al. Prefrontal-Thalamic Anatomical Connectivity and Executive Cognitive Function in Schizophrenia. Biol Psychiatry, 2018, 83(6): 509-517.

［5］KROPF E, SYAN S K, MINUZZI L, et al. From anatomy to function: the role of the somatosensory cortex in emotional regulation. Braz J Psychiatry, 2019, 41(3): 261-269.

［6］BURGOS-BLASCO B, BENITO-PASCUAL B, SAENZ-FRANCES F, et al. Foster-Kennedy Syndrome. J Fr Ophtalmol, 2019, 42(9): 1020-1021.

［7］SINHA S, KATARIA A, KOLLA B P, et al. Wernicke Encephalopathy-Clinical Pearls. Mayo Clin Proc, 2019, 94(6): 1065-1072.

［8］KOENIG K A, RAO S M, LOWE M J, et al. The role of the thalamus and hippocampus in episodic memory performance in patients with multiple sclerosis. Mult Scler, 2019, 25(4): 574-584.

［9］EMSELL L, ADAMSON C, DE WINTER F L, et al. Corpus callosum macro and microstructure in late-life depression. J Affect Disord, 2017, 222: 63-70.

［10］FENLON L R, RICHARDS L J. Contralateral targeting of the corpus callosum in normal and pathological brain function. Trends Neurosci, 2015, 38(5): 264-272.

21 痴呆

痴呆(dementia)是神经科老年患者中较常见的一组症状群，可以作为一组独立的症状而存在，也可以是其他疾病，如脑梗死、帕金森病等的伴发症状。随着国民生活水平的提高，痴呆越来越受到整个社会，包括医生、患者及患者家属的重视，因此正确地认识和诊断痴呆，做好痴呆症状的鉴别诊断，对疾病的治疗、预后、病程和转归等具有重要意义。

一、定义

痴呆是一种获得性、全面性、进行性认知功能受损，需要将这种全面的认知障碍与局限的神经功能缺失，如遗忘症、失语症等，进行鉴别诊断，以便做到不同症状的精准定位鉴别诊断。由于痴呆涉及病变的定位基本相同，多累及大脑皮质、皮质下纤维通路或二者同时受累，因此从病因角度来鉴别痴呆更贴近临床。痴呆症状群最常见的5种病因按照发病率的高低依次为阿尔茨海默病、血管性痴呆、额颞叶痴呆、路易体痴呆和帕金森病性痴呆等。

二、病因

（1）阿尔茨海默病(Alzheimer disease, AD)。

（2）血管性痴呆 (vascular dementia, VD)：见于多发梗死性痴呆、关键部位梗死性痴呆、分水岭梗死性痴呆、出血性痴呆、皮质下动脉硬化性脑病、伴有皮质下梗死和白质脑病的常染色体显性遗传性脑动脉病（cerebral autosomal dominant arteriopathy with subcortical infarcts and leukoencephalopathy, CADASIL）。

（3）额颞叶痴呆 (frontotemporal lobar dementia, FTLD)。

（4）路易体痴呆 (dementia with Lewy bodies，DLB)。

（5）帕金森病性痴呆（Parkinson's disease dementia）。

（6）其他：见于皮质基底核变性、进行性核上性麻痹、亨廷顿病、威尔逊病、克-雅病（CJD）、常压性脑积水、脑肿瘤、慢性创伤性脑病、一氧化碳中毒、感染

（HIV相关性痴呆、神经梅毒、进行性多灶性白质脑病）、代谢性疾病（慢性酒精中毒、甲状腺功能低下）等。

三、病因的鉴别诊断

痴呆主要见于老年人（≥65岁），虽然痴呆病因众多，但常见的不外乎以下5种疾病。

（一）阿尔茨海默病

阿尔茨海默病是一种进行性神经变性病，是痴呆最常见的病因，占统计病例的60%～70%，阿尔茨海默病累及全球约4%～7%的65岁及以上的个体，以及约20%～30%的85岁及以上的个体（WHO数据）。阿尔茨海默病是造成老年人失去日常生活能力的最常见疾病，同时也是导致老年人死亡的第5位病因。女性患者约占阿尔茨海默病患者的2/3（与女性寿命较长有关），主要为散发，病因不明，极个别病例为遗传因素（约1%，通常在30～60岁之间发病）。Aβ和τ蛋白（Tau protein）的异常代谢、沉积或清除被认为与发病密切相关。

阿尔茨海默病特征性症状：

（1）起病隐匿，症状在数月至数年中逐渐出现。

（2）不成比例地影响记忆功能，近记忆损害通常是阿尔茨海默病的首发症状。

（3）额叶步态通常明显，额叶步态指双侧额叶，尤其是额叶的内侧病变，导致的平衡功能障碍，表现为前屈、宽基步态、步幅小而慢、启动困难，转身时常以一足摇摆不定的微小步伐绕着另一足为枢轴来完成等。

（4）人格改变，如暴躁、易怒、自私多疑、丧失羞耻感等。

（5）晚期表现为患者以往保留的社交礼仪丧失，通常有突出的精神病的妄想、幻觉或错觉，部分病例可出现癫痫发作。

（6）末期表现为缄默症，大、小便失禁和卧床不起状态，多死于肺部感染、压疮等并发症。

（7）病理表现：大体表现为脑体积缩小和重量减轻，脑沟加深、变宽，脑回萎缩；颞叶、顶叶，特别是颞叶海马区萎缩（阿尔茨海默病的病理改变可能先于症状多年出现，即有病理改变存在而无认知受损的表现；病理改变和认知功能受损同时存在时，患者多为中度或重度阿尔茨海默病；如果认知受损的情况下仅仅观察到了轻度阿尔茨海默病病理改变，很可能存在其他疾病，不诊断为阿尔茨海默病）。

（二）血管性痴呆

血管性痴呆是痴呆的第2位常见病因，仅次于阿尔茨海默病。根据病灶特点和病理机制的不同，临床上通常将血管性痴呆分为6种类型：多发梗死性痴呆、关键部位梗死性痴呆、分水岭梗死性痴呆、出血性痴呆、皮质下动脉硬化性脑病、伴有皮质下梗死和白质脑病的常染色体显性遗传性脑动脉病。

1.多发梗死性痴呆 多发性脑梗死累及大脑皮质或皮质下所引起的痴呆综合征是血管性痴呆最常见的类型。

多发梗死性痴呆特征性症状：

（1）常常表现为反复多次突然发病的脑卒中，并呈现阶梯式加重、波动病程的认知障碍。

（2）除认知障碍外有相应局灶性神经功能缺损的症状和体征。

2.关键部位梗死性痴呆 关键部位梗死性痴呆是由重要皮质或皮质下（海马、缘上回、角回、额叶前部、内囊膝部、基底核、丘脑前部等）的数个小面积梗死灶，甚至是单个梗死灶所引起的痴呆。责任血管多为5组：①大脑后动脉分支——累及颞叶内侧；②大脑前动脉分支——累及额叶内侧；③大脑中动脉深穿支——累及内囊膝部；④后交通动脉分支——累及丘脑前部；⑤大脑中动脉下皮质分支——累及顶下小叶（缘上回、角回）等。

关键部位梗死性痴呆特征性症状：

（1）大脑后动脉梗死累及颞叶内侧，表现为遗忘。

（2）大脑前动脉梗死累及额叶内侧，表现为淡漠和执行功能障碍。

（3）大脑中动脉深穿支梗死累及内囊膝部，表现为认知功能突然改变、执行障碍、精神错乱等，局灶症状体征如构音障碍、偏瘫轻微。

（4）后交通动脉病变累及丘脑前部，主要为丘脑前穿通动脉缺血，表现为记忆受损。

（5）大脑中动脉下皮质分支梗死累及优势侧缘上回、角回等，表现为古茨曼综合征（Gerstmann syndrome，GSS）——计算不能、书写不能、命名性失语、不能辨别左右、不能辨别手指；失用症、体像障碍等。累及非优势侧病变有地图辨别功能和空间定向障碍。

3.分水岭梗死性痴呆 分水岭梗死性痴呆是大脑前、中、后动脉供血交界区域的低灌注、严重缺血形成分水岭区域脑梗死导致的认知功能严重受损。分水岭梗死分为皮质分水岭梗死和内（皮质下）分水岭梗死（图1），其中皮质分水岭梗死分为前型（额叶；ACA-MCA）、后型（枕叶；MCA-PCA）、上型（近中线；ACA-MCA）；内分水岭梗死分为前型（内囊前肢附近，包括尾状核头部；ACA的深穿支Heubner回返动脉–MCA的深穿支豆纹动脉）、外型（壳核外侧部；豆纹动脉–MCA的分支岛叶动脉）、后型（内囊后肢附近；豆纹动脉–脉络膜前动脉的深穿支）、上型（侧脑室旁；MCA皮质支–豆纹动脉）、下型（脉络膜前动脉的深穿支–PCA深穿支）。

分水岭梗死性痴呆特征性症状：常常表现为经皮质失语、记忆减退、失用症、视空间障碍等。

4.出血性痴呆 脑出血累及壳核、内囊膝部、丘脑、皮质及蛛网膜下腔导致的痴呆。硬膜下血肿也可以导致痴呆。常见于老年人，部分患者认知障碍可以缓慢出现。

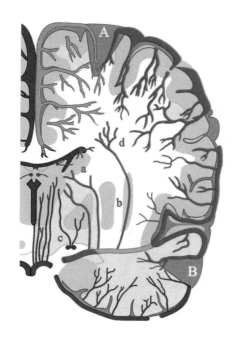

图1 皮质分水岭梗死和内（皮质下）分水岭梗死解剖示意。A.前型皮质分水岭梗死（额叶；ACA–MCA）；B.后型皮质分水岭梗死（枕叶；MCA–PCA）；a. 前型内分水岭梗死（内囊前肢附近，包括尾状核头部；ACA的深穿支Heubner回返动脉–MCA的深穿支豆纹动脉）；b.外型内分水岭梗死（壳核外侧部；豆纹动脉–MCA的分支岛叶动脉）；c.后型内分水岭梗死（内囊后肢附近；豆纹动脉–脉络膜前动脉的深穿支）；d.上型内分水岭梗死（侧脑室旁；MCA皮质支–豆纹动脉）。ACA：大脑前动脉；MCA：大脑中动脉；PCA：大脑后动脉

出血性痴呆的特征性症状：以丘脑出血引起的痴呆和认知障碍最为常见，责任血管为丘脑的膝状动脉，危险因素为高血压病。此外，血管淀粉样变性引起的反复皮质出血也常常引起痴呆和认知功能障碍。

5.皮质下动脉硬化性脑病　皮质下动脉硬化性脑病又称Binswanger病、进行性皮质下血管性脑病，是一种较为常见的小血管性痴呆。病因不明，因绝大多数患者均有明显的高血压病史，深部白质弥漫性脱髓鞘改变，半球白质及基底核区有多发性梗死灶，而皮质及弓状纤维不受累，所以认为本病与皮质下的髓质动脉壁硬化有关，并正式命名为"皮质下动脉硬化性脑病"。

皮质下动脉硬化性脑病特征性症状：

（1）可以急性起病，也可以呈隐匿性、进行性病程。

（2）临床表现为缓慢进行性痴呆，记忆力、认知功能障碍、情感和人格改变、表情淡漠、妄想、轻度神经错乱。

（3）常伴有明显的假性延髓性麻痹（延髓性麻痹俗称球麻痹）、步态不稳、尿失禁、锥体束受损体征等。

（4）皮质不受累。

6.伴有皮质下梗死和白质脑病的常染色体显性遗传性脑动脉病（CADASIL）　CADASIL系位于19号染色体上的Notch 3基因突变所致的一种常染色体显性遗传性小动脉疾病，表现为皮质下缺血事件，并导致进行性痴呆伴假性延髓性麻痹；晚期发展为痴呆。

CADASIL特征性症状：

（1）患者在青少年时期经常出现偏头痛。

（2）患者到中年的时候反复发生脑梗死。

（3）患者到50~60岁的时候出现痴呆。

（4）大部分患者死于65岁之前。

（三）额颞叶痴呆

大多数额颞叶痴呆病例是一种散发的病因不明的神经变性疾病，20%~40%的患者报道有神经变性疾病的家族史，而约10%的患者表现为常染色体显性遗传（美国数据）。额颞叶痴呆被认为是在阿尔茨海默病和血管性痴呆之后的第3位常见的痴呆病因，平均起病年龄为50~60岁（45~65岁的患者约占所有额颞叶痴呆患者的1/2）。

额颞叶痴呆特征性症状：

（1）起病隐匿，缓慢进展。

（2）以显著的行为改变（行为异常型额颞叶痴呆）或感觉性失语伴命名性失语（语义性痴呆）、运动性失语（进行性非流利型失语症）为特征。

（3）语义性痴呆罕有家族史。

（4）叠加综合征：主要叠加帕金森综合征，如皮质基底核变性或进行性核上性麻痹，或运动神经元病如肌萎缩侧索硬化等，应注意鉴别。

（5）病理改变：产生额叶、颞叶变性萎缩。额颞叶痴呆与阿尔茨海默病不同的是前者累及额颞叶，并首先影响行为和语言；后者主要累及颞叶、顶叶，并引起显著的记忆障碍。此外注意：行为异常型额颞叶痴呆易误诊为原发性神经障碍疾病，语义性痴呆、进行性非流利型失语症可能引起脑卒中的怀疑；额颞叶痴呆叠加综合征必须与皮质基底核变性、进行性核上性麻痹、肌萎缩侧索硬化相鉴别。

（四）路易体痴呆

路易体痴呆是一种神经系统变性疾病，临床主要表现为波动性认知障碍、帕金森综合征和以视幻觉为突出表现的精神症状。发病年龄为50～85岁，几乎为散发，虽然偶有家族性发病，但是并没有明确的遗传倾向。

路易体痴呆特征性症状：

（1）波动性认知障碍，不伴显著的早期记忆损害，患者在一天内记忆力呈波动性改变。

（2）视幻觉：50%～80%的患者在疾病早期就有视幻觉，但疾病早期患者可分辨出幻觉和实物，后期患者无法辨别幻觉，对于旁人否定会表现得很激惹。

（3）伴有帕金森综合征的表现。

（五）帕金森病性痴呆

帕金森病是一种散发性（约占90%）或遗传性（约占10%）神经变性疾病，在约1/3的病例中伴有痴呆。

帕金森病性痴呆特征性症状：

（1）患者在出现帕金森病运动症状至少1年后发生痴呆，而痴呆的起病在首发运动症状前或出现运动症状1年内的患者可诊断为路易体痴呆。

（2）执行功能受损尤为严重。

（3）幻觉：与路易体痴呆一样，也常伴有幻觉，以视幻觉多见。

（六）其他

其他可出现痴呆症状的疾病有皮质基底核变性、进行性核上性麻痹、亨廷顿病、威尔逊病、CJD、常压性脑积水、脑肿瘤、慢性创伤性脑病、一氧化碳中毒、感染（HIV相关性痴呆、神经梅毒、进行性多灶性白质脑病）、代谢性疾病（慢性酒精中毒、甲状腺功能减退）等。

因上述其他疾病多不以痴呆为主诉或有其他更明显的症状及体征，故仅单列出来供参考，不做过多论述。

参考文献

［1］GERSHON S, HERMAN S P. The differential diagnosis of dementia. J Am Geriatr Soc, 1982, 30(11 Suppl): S58-66.

［2］FLEMING K C, ADAMS A C, PETERSEN R C. Dementia: diagnosis and evaluation. Mayo Clin Proc, 1995, 70(11): 1093-1107.

［3］MCLOUGHLIN D M, LEVY R. The differential diagnosis of dementia. Acta Neurol Scand Suppl, 1996, 165: 92-100.

［4］GALVIN J E, SADOWSKY C H. Practical guidelines for the recognition and diagnosis of dementia. J Am Board Fam Med, 2012, 25(3): 367-382.

［5］KORCZYN A D, VAKHAPOVA V, GRINBERG L T. Vascular dementia. J Neurol Sci, 2012, 322(1-2): 2-10.

［6］O'BRIEN J T, THOMAS A. Vascular dementia. Lancet, 2015, 24; 386(10004): 1698-1706.

［7］MANIX M, KALAKOTI P, HENRY M, et al. Creutzfeldt-Jakob disease: updated diagnostic criteria, treatment algorithm, and the utility of brain biopsy. Neurosurg Focus, 2015, 39(5): E2.

［8］ZHU S, NAHAS S J. CADASIL: Imaging Characteristics and Clinical Correlation. Curr Pain Headache Rep, 2016, 20(10): 57.

［9］GOMPERTS S N. Lewy Body Dementias: Dementia With Lewy Bodies and Parkinson Disease Dementia. Continuum (Minneap Minn), 2016, 22(2 Dementia): 435-463.

［10］ANOR C J, O' CONNOR S, SAUND A, et al. Neuropsychiatric Symptoms in Alzheimer Disease, Vascular Dementia, and Mixed Dementia. Neurodegener Dis, 2017, 17(4-5): 127-134.

［11］SMITH E E. Clinical presentations and epidemiology of vascular dementia. Clin Sci (Lond), 2017, 131(11): 1059-1068.

［12］DE MORAES F M, BERTOLUCCI P F. The Contribution of Supplementary Tests in the Differential Diagnosis of Dementia. Am J Alzheimers Dis Other Demen, 2018, 33(2): 131-137.

［13］JELLINGER K A. Dementia with Lewy bodies and Parkinson's disease-dementia: current concepts and controversies. J Neural Transm (Vienna), 2018 , 125(4): 615-650.

［14］LITTLE M O. Reversible Dementias. Clin Geriatr Med, 2018, 34(4): 537-562.

［15］FERRANTE E A, CUDRICI C D, BOEHM M. CADASIL: new advances in basic science and clinical perspectives. Curr Opin Hematol, 2019, 26(3): 193-198.

［16］MILLER B, LIBRE GUERRA J J. Frontotemporal dementia. Handb Clin Neurol, 2019, 165: 33-45.

22 遗忘

遗忘 (amnesia) 是神经、精神科临床中常遇见的症状，患者常以远事遗忘、新的记忆不能形成，或者以"爱忘事"为主诉就诊。在神经科的日常工作中，遗忘是很多神经疾病的伴发症状。长期饮酒引起的韦尼克脑病、后循环缺血引起海马旁回栓塞导致的短暂性全面性遗忘等，是本部分讨论的重点。

一、定义

遗忘是指对既往接触过的事物、材料、经历过的事情情节等不能回忆，或者对过往情节的错误再认或回忆，以远记忆可以保留，而近记忆受累为主要特征。遗忘可以作为痴呆的一种表现。遗忘分为：①顺行性遗忘，即遗忘发病后的内容；②逆行性遗忘，不能回忆发病前的内容；③选择性遗忘，对某一特定内容高度选择性遗忘；④分离性遗忘，表现为严重遗忘的同时具有从事各种复杂活动的能力，两者存在明显的矛盾与分离；⑤界限性遗忘等。无论遗忘如何分类，究其定位诊断不外乎帕佩兹环路的各个重要组织和核团，包括皮质、胼胝体、丘脑、海马等，其中一些疾病累及所有这些神经核团，并不能一概而论。

二、定位提纲

（1）皮质。

（2）胼胝体。

（3）丘脑。

（4）海马。

三、定位的鉴别诊断

独立的遗忘为一种局限的神经功能缺损，与痴呆引起的全面认知障碍有明显不同，临床需加以区分。尽管遗忘根据发病形式又分为急性遗忘症和慢性遗忘症，但其定位不外乎皮质、胼胝体、丘脑和海马等帕佩兹环路上的重要组织。

（一）皮质

皮质损伤主要累及额叶和颞叶，共同特点是顺行性遗忘，即发病后内容的遗忘。导致遗忘的皮质损伤包括头部创伤、缺血缺氧性疾病、大量饮酒导致的酒精性遗忘等。

1.头部创伤 导致意识丧失的头部创伤必定伴有遗忘综合征。

头部创伤性遗忘综合征特征性症状：

（1）顺行性遗忘。顺行性遗忘是指患者发生意识障碍到清醒之间不能形成新的记忆。需要注意的是，顺行性遗忘的内容倾向于永久的丧失。

（2）存在逆行性遗忘。逆行性遗忘是指遗忘覆盖头部创伤之前的不确定时期，与头部创伤的轻重有关，头部创伤后意识模糊状态较轻的创伤甚至可以不存在逆行性遗忘，较重的头部创伤逆行性遗忘患者清醒后或也可部分恢复，最久远的记忆最先恢复，逆行性遗忘的时期可缩短。

（3）也可见短暂性全面性遗忘。

（4）遗忘程度和创伤程度、昏迷时间相关性强。

2.缺血或缺氧性疾病 由于缺血或缺氧对颞叶内侧海马区的易损伤性，导致脑缺血或缺氧性疾病，如心搏骤停、一氧化碳中毒等可能产生遗忘综合征。遗忘多发生于昏迷持续至少12小时的患者。

缺血或缺氧性疾病引起的遗忘特征性症状：

（1）顺行性遗忘。

（2）可能伴随出现损伤前一个时期的逆行性遗忘，故临床可出现患者不关心自己的病情，甚至有时出现虚构，与遗忘综合征患者可能试图用假性回忆来填补记忆的空隙有关，可能采取精心想象的方式或者是时间错位的真实记忆的方式。

（3）心搏骤停后遗忘综合征特点：遗忘症可能是神经功能障碍的唯一表现，或者它可能与其他大脑分水岭综合征并存，如双上肢轻瘫、皮质盲、视觉失认等。

（4）一氧化碳中毒所致的遗忘综合征特点：常伴情感障碍。

3.酒精性遗忘 酗酒者或非酗酒者在短时间内摄入大量酒精可能导致遗忘综合征，其病因可能与酒精抑制神经突触的5-羟色胺等递质相关。

酒精性遗忘特征性症状：

（1）仅表现为醉酒后节段的顺行性遗忘，不伴长期记忆受损。

（2）该遗忘和韦尼克脑病、头部外伤等引起的短暂性全面性遗忘不同。

（3）本病呈自限性，无须特殊治疗。

（二）胼胝体

胼胝体受累引起的记忆障碍或遗忘主要病因为长期大量饮纯高粱白酒，很多10年左右的"以酒代饭"慢性饮酒患者可出现胼胝体变性、髓鞘脱失，伴反应性胶质增生、胼胝体中层坏死、软化灶形成，可累及部分或整个胼胝体，也可侵犯前、后连合及其他白质。其临床特征包括顺行性遗忘和分离性遗忘。

（三）丘脑

丘脑病变引起的遗忘主要累及与丘脑相关的帕佩兹环路，其中左侧丘脑为导致记忆障碍的主要定位，常见于椎基底动脉栓塞导致的双侧大脑后动脉闭塞、韦尼克脑病等。

1.双侧大脑后动脉闭塞 见于基底动脉尖综合征，椎–基底动脉系统的栓子是常见原因。大脑后动脉供应双侧丘脑、胼胝体压部、颞叶内侧和枕叶的血供，这一供血区常为典型的缺血或梗死，可能产生短暂或持久的遗忘综合征。

双侧大脑后动脉闭塞引起遗忘综合征特征性症状：

（1）近期记忆不能形成，远期记忆相对保留。

（2）常伴有偏盲、视觉失认、命名障碍等。

（3）可有瞳孔对光反射受影响等。

2.韦尼克脑病 本病定位较多，如皮质、丘脑、海马、小脑、脑干、中脑导水管周围的灰质等多个部位，但主要和丘脑、皮质的受损相关。遗忘可能是韦尼克脑病唯一的认知障碍，特别是在开始应用维生素B1治疗后及其他的认知异常改善后。

韦尼克脑病引起的遗忘综合征特征性症状：

（1）即时记忆及近事记忆显著障碍。

（2）常合并虚构症。

（3）常伴有急性意识模糊、共济失调和眼肌麻痹等（参见"肢体无力""共济失调""精神障碍"等）

3.克萨科夫综合征（Korsakoff syndrome） 定位在双侧丘脑背内侧核的双侧，发病机制和韦尼克脑病相同，克萨科夫综合征通常先有一次或数次的韦尼克脑病发作，但也可能缺少这样的病史。

克萨科夫综合征特征性症状：

（1）记忆受损的特点：主要功能缺失，不能形成新的记忆，导致明显的短期记忆受损，长期记忆亦常受累，尽管程度较轻。

（2）缺乏自知力（典型表现为缺乏对自身疾病的自知力和情感淡漠，患者可能试图说服医生自己不存在疾病，并尽力为记忆的明显障碍辩解）。

（3）常合并虚构症。

（四）海马

海马（hippocampus）结构类似"号角"，又称阿蒙角（ammon horn）。海马位于颞叶内侧，属于边缘系统的重要组成部分（详见"昏迷"），左右各有一个，其灰质由齿状回、海马、下托、海马旁回组成（图1），白质由海马伞、穹隆脚、穹隆连合、穹隆等组成（图2）。颞叶内侧的海马病变可引起记忆障碍，主要见于短暂性全面性遗忘、单纯疱疹性脑炎后遗症、副肿瘤性边缘叶脑炎、脑部肿瘤等。

1.短暂性全面性遗忘症（transient global amnesia, TGA） 海马的血供（图3）主要由海马前动脉、海马中动脉、海马后动脉负责，其中大脑后动脉P_2段发出的海马中动脉和海马后动脉，即大脑后动脉的颞支，也称阿蒙角动脉，负责供应海马旁回和穹隆的血供，发生栓塞可以导致短暂性全面遗忘症，以短暂性脑缺血发作形式发病。

短暂性全面性遗忘症特征性症状：

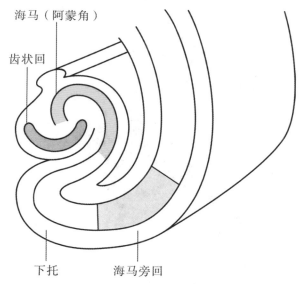

图1　海马灰质的解剖结构示意。灰质由齿状回、海马、下托、海马旁回组成

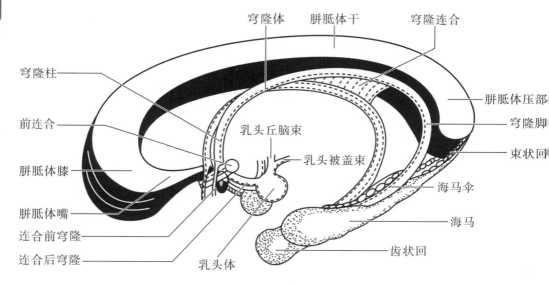

图2　海马白质的解剖结构示意。白质包括海马伞、穹隆脚、穹隆连合、穹隆

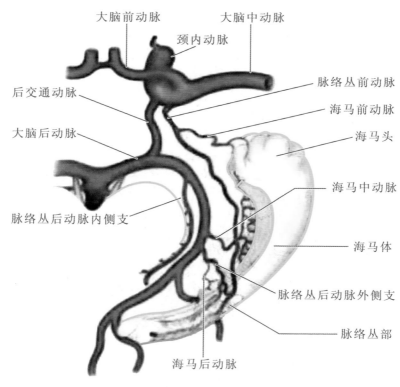

图3　海马的血供示意

（1）短暂的记忆障碍，影响短期记忆，典型的为6～10小时，最多可持续达24小时。

（2）患者表现为不安和困惑，并可能反复询问自己身在何处、现在的时间和自己所经历的事情，表现为患者常问"我在哪里""现在啥时间""我怎么在这里"等。对个人身份的认知保留远期记忆，然而，不能形成新的记忆，这可以解释患者反复询问的原因。

（3）数小时内恢复，一般不留后遗症。

（4）可能出现发作前不同时期的逆行性遗忘，但发作消失后这一时期也相应缩小。

2.单纯疱疹性脑炎后遗忘症　急性病毒性脑炎恢复期患者，特别是由单纯疱疹性病毒引起者可能遗留一种永久、固定的遗忘综合征。该综合征类似慢性酒精中毒及其他营养不良状态如维生素B1缺乏所引起的遗忘综合征。

单纯疱疹性脑炎后遗忘症特征性症状：

（1）不能形成新的记忆，是其最显著的特征。

（2）与远期记忆相比，近期记忆受累的程度较轻。

（3）可能伴有虚构症。

（4）在急性脑炎期经常有完全性遗忘。

（5）可伴有边缘系统受累的其他症状，如淡漠、温顺、不合适的幽默，甚至复杂部分性发作等。

3.副肿瘤性边缘叶脑炎后遗忘症　最常由小细胞肺癌引起，而且通常在潜在的癌症诊断之前出现症状。

副肿瘤性边缘叶脑炎后遗忘症特征性症状：

（1）遗忘综合征的症状进展超过数周，副肿瘤性遗忘综合征可以是稳定的、进展的或缓解的。

（2）近期记忆显著受损是其最显著的特征，学习新事物的能力下降。

（3）远期记忆受累较轻。

（4）部分病例可出现虚构。

4.脑肿瘤　是遗忘综合征的一种罕见的病因。可能出现这一表现的肿瘤包括位于第三脑室的肿瘤或从外侧压迫其底部或壁的肿瘤，颅脑放疗或化疗也可能通过抑制位于海马的神经而损害记忆。遗忘综合征的特点基本同于克萨科夫综合征。

参考文献

[1] SCOVILLE W B, MILNER B. Loss of recent memory after bilateral hippocampal lesions. J Neurol Neurosurg psychiatry, 1957, 20: 11.

[2] SWANSON L W, COWAN W M. Hippocampo-hypothalamic connections: origin in subicular cortex, not ammon's horn. Science, 1975, 189: 303-304.

[3] ZOLA-MORGAN S, SQUIRE L R, MISHKIN M. The neuroanatomy of amnesia: amygdala-hippocampus versus temporal stem. Science, 1982, 218: 1337-1339.

[4] VON CRAMON D Y, HEBEL N, SCHURI U. A contribution to the anatomical basis of thalamic amnesia. Brain, 1985, 108: 993-1008.

[5] PACKARD M G, KNOWLTON B J. Learning and memory functions of the basal ganglia. Annu Rev Neurosci, 2002, 25: 563-593

[6] SMITH C N. Retrograde memory for public events in mild cognitive impairment and its relationship to anterograde memory and neuroanatomy. Neuropsychology, 2014, 28(6): 959-972.

[7] YANG L L, HUANG Y N, CUI Z T. Clinical features of acute corpus callosum infarction patients. Int J Clin Exp Pathol, 2014, 7(8): 5160-5164.

[8] ERICKSON R L, PAUL L K, BROWN W S. Verbal learning and memory in agenesis of the corpus callosum. Neuropsychologia, 2014, 60: 121-130.

[9] SPIEGEL D R, SMITH J, WADE R R, et al. Transient global amnesia: current perspectives. Neuropsychiatr Dis Treat, 2017, 13: 2691-2703.

[10] FERGUSON M A, LIM C, COOKE D, et al. A human memory circuit derived from brain lesions causing amnesia. Nat Commun, 2019, 10(1): 3497.